우리가 알지 못했던
몸에 좋은 물 · 맛있는 물 속에 숨겨진 과학

과학으로 다시 보는

물의 이야기

역자 | 조봉연

良書閣

머리말

우리들이 매일 계속해서 마시는 물 – 그 물이 유해한 물질로 오염되어 있다면 이것만큼 두려운 것은 없을 것이다. 그러나 염려스럽게도 사태는 상당히 심각하다. "수돗물이 맛없게 되었다." "지하수가 유해 화학물질로 오염되어 있다." "수원이 되는 하천이 오염물질로 오염되었다." 등으로 최근 TV, 신문 등에서 취급되지 않는 날이 없을 정도이다. 한편 각종 병에 담긴 생수가 상당히 비싼 가격으로 팔리고 있으며, 가정에서 물을 깨끗하게 하는 정수기, 알칼리 이온수기, 整水器 및 活水器 등이 여러 제조사로부터 만들어져 판매되고 있다. 또한 최근에 몸에 좋다는 물로서 「해양심층수」「알칼리 이온수」「환원수」「자화수」「파동수」 등 여러 가지로 불리는 이름의 상품이 판매되고 있지만, 올바른 성질이나, 효과를 알고 있는 사람은 적다. 이들 물 중에는, 아직 충분히 입증되어 있지 않은 이론을 바탕으로, 실제로는 의문시되는 효용을 선전하며 「기적의 물」이라고 판매하고 있는 예도 있다.

맛있는 물 상품에 관해서도 「맛있다, 안전하다, 몸에 좋다.」라고 선전하는 문구뿐이며, 과학적인 근거로 뒷받침하는 효과에 관해서는 정보가 부족하다.

본서는 2007년 말, 저자인 오카자키(岡埼) 박사가 역자의 연구실을 방문하여 저서인 책을 건네주면서, 이 책은 물에 대한 그릇된 상식을 일깨워 주는 책으로 물에 관심이 있는 분들께 많은 도움이 될 것으로, 번역하여 출판하기를 추천하였다.

책 내용을 검토한 결과, 물에 대한 우리가 잘못 알고 있는 상식을 과학적으로 해명한 내용으로, 음용수에 대해 제대로 된 상식을 전해주는 양서라고 생각되어 번역하게 되었다.

먹는 물에 대한 소중함을 깨달아서 앞으로의 물에 대한 올바른 지식을 얻었으면 하는 바람이다.

외국에서 비싼 병 생수를 수입하여 마시는 것보다 수천분의 일이나 저렴한 수돗물을 다소 가공하여 마시는 편이, 소비자로서는 현명한 선택이라 할 수 있다. 맛있는 물의 붐으로 인기가 떨어진 수돗물을, 우리들은 다시 한번 고쳐볼 필요가 있는 듯 하다.

본 역서의 내용에 관해 여러 가지 부족한 부분도 있겠지만, 독자 분들의 귀중한 의견을 준다면 대단히 감사할 따름이다.

본서를 정리하는데 여러 가지로 도움을 주신 김희선씨에게 깊은 감사의 뜻을 전하며, 본 역서를 출판할 기회를 주신 양서각 출판사의 신대영님께 감사의 뜻을 표한다.

동국대학교 수질환경 연구실에서

조 봉연 역

서 문

「맛있는 물의 붐」이라고 하게 된 것도 오래만이지만, 붐은 오로지 시드는 기미는 없다.

「맛있는 물 상품」으로 불리는 미네랄워터, 정수기 등의 판매고도 호조이며, 업계 단체의 조사에서는 미네랄워터는 10년에 4배, 정수기는 1989년과 2003년을 비교하면 7.6배나 증가했다.

붐이 일어나게 된 것은, 수돗물의 맛이 떨어지거나, 안전성에 불안이 있기 때문이었다. 또한 수돗물에서 트리할로메탄, 농약 등 발암성 물질이 검출되어, 연구원과 시민단체로부터 건강 불안이 지적되었을 때, 당국의 행정 대응이 미비한 것도 한 원인이었다. 이렇게 수돗물에 대한 불신으로, 사람들은 우선 안전이라고 생각하는, 미네랄워터나 정수기로 여과한 물을 마시게 되었다. 미네랄워터가 정말로 맛있고 안전한가 하면, 크게 의문이 있다. 맛있다, 맛없다는 개인 느낌도 있기 때문에 단정할 수는 없지만, 국내에서 채수되고 있는 음료수중, 미네랄워터로 불리는 것은 거의 없다고 해도 좋다.

프랑스 등의 유럽 여러 나라에서는, 지하수를 미네랄성분이 일정량 이상 포함되도록 인공적으로 가하지 않고 병생수로 하지 않으면, 미네랄워터로서 판매할 수 없다. 일본은 지하수라고 해도 거의가 미네랄성분이 적은 연수이며, 농림수산성의 가이드라인에서는, 여과, 가열살균 처리하도록 지도하고 있기 때문에 천연수라고는 할 수 없다. 유럽에서는 채수지를 명시하고, 그 주변 환경 보전에 충분히 배려하도록 의무로 되어 있지만, 일본에서는 채수지가 애매한 것이 많다. 또 주변의 보전 대책에 배려하는 것도 미비하고, 그 중에서도 채수지 가까이에 골프장이나 폐기물 처리장이 있으며, 농약, 화학물질 오염이 염려스러운 예도 있다.

미네랄이 거의 포함되어 있지 않고, 안전이 확인되지 않는 병생수를 미네랄워터나 천연수로 생각하고 마시고 있는 사람이 많다. 수질 면에서는 수돗물과 큰 차이는 없지만, 가격은 700배에서 1000배라는 큰 차이가 있다.

한편, 정수기는 물을 맛없게 하는 성분을 제거할 수는 있지만, 물을 맛있게 하는 미네랄 성분을 증가시키거나, 조정할 수는 없다. 현재 여러 종류의 정수기가 판매되고 있지만, 활성탄에 항균처리를 행한 것 이외는 초기의 것과 거의 바뀐 것이 없다. 그러므로 혼입하고 있는 성분의 대부분이 제거되는 등 여러 가지 형태에서 소비자의 선택에 혼동을 일으킬 수 있다.

정수기의 성능을 조사해 보면 석회냄새는 제거되지만, 트리할로메탄, 농약, 유기화학물질 등이 포함되어 있는 경우, 제거 능력이 낮은 제품이나 사용하고 있는 도중 능력이 현저하게 떨어지는 제품이 많다.

「수돗물이, 맛있는 미네랄워터로 다시 태어난다.」「건강에 유해한 물질을 모두 제거한다.」라는 등의 광고를 믿고, 소비자는 마시는 물을 위해 필요 이상의 돈을 지불하고 있다고 보아도 좋을 것이다.

또 최근에는, 건강에 좋다, 병이 치료 된다는 효능이 있는 병생수, 整水器 및 活水器가 증가하여, 가격이 고가임에도 불구하고 상당히 많이 판매되고 있는 것 같다. 그 중에는 학자나 학계 등에서 발표한, 물이 가진 특별 기능에 관해서 연구에 근거가 되는 제품도 있으며, 판매되고 있는 것도 많다. 그러나 이 이론 자체는 넓게 인식되고 있는 것은 아니며, 가령 옳다고 해도 이 상품이 어떤 장치로 특별한 기능을 가진 물을 만드는가, 그 Mechanism은 기업 비밀이라고 해서, 대부분 분명하지 않기 때문에 판단할 방법이 없다. 비밀의 베일에 싸여, 효과가 거의 없는 이상한 상품을 파는 예도 있기 때문에, 효용을 그대로 받아들이지 않는 것이 좋다.

최근에 몸에 좋다는 물로서「해양심층수」「알칼리이온수」「환원수」「자화수」「파동수」등 여러 가지로 불리는 이름의 상품이 판매되고 있지만, 올바른 성질이나, 효과를 알고 있는 사람은 적다. 이들 물중에는, 아직 충분히 입증되어 있지 않은 이론을 바탕으로, 실제로는 의문시되는 효용을 구가하며,「기적의 물」이라고 통판 등에서 판매하고 있는 예도 있다.

맛있는 물의 붐은, 수도의 수원이 되는 하천이나 호소수의 오염에 의해 수질이 저하하여, 수돗물이 「맛없는 물」 「위험한 물」로 알려지며 초래된 것이지만, 수도 행정의 늦장과 정확한 정보 부족에 의해 가속화되었다고 해도 좋을 것이다. 「트리할로메탄 소동」으로부터 시작된 수돗물의 불안은, 그 위험을 과장하여 보도한 주간지나 텔레비전의 와이드 쇼에 의해 한층 높아졌다. 한편 급수하는 행정 당국은, 재빨리 정보를 공개하여 소비자의 불안을 해소하는 책임이 있음에도, 역으로 데이터를 공표하지 않고, 애매한 설명을 반복만 하고 있다.

여기서 소비자는 「맛있고, 안전하며, 몸에 좋다.」라고 하는 「맛있는 물 상품」에 뛰어들었지만 이들 상품에도 문제가 많다.

맛있는 물의 붐을 낳은 미네랄워터로 불리는 병 생수는, 성분과 채수지의 표시가 애매하거나, 수돗물에 비해 너무 높은 가격 등의 문제점이 지적되고 있다. 또한 정수기는, 물을 맛있게 하는 기능이 없으며, 가정용 소형 상품에서는 유해물질의 제거에도 한계가 있는 것이 지적되고 있다.

맛있는 물 상품에 관해서도 「맛있다, 안전하다, 몸에 좋다.」라고 선전하는 문구뿐이며, 과학적인 근거로 뒷받침하는 효과에 관해서는 정보가 부족하다.

천연수는 맛있고 안전하다는 이미지만이 선행하면서, 병 생수의 소비가 급성장하였다. 이 때문에 지하수가 마구 파헤쳐지고, 용기는 쓰레기가 되어 지방자치단체의 부담을 증대시키고 있다.

음료수는 매일 상당한 량이 필요하기 때문에, 안전하고 맛있으며, 저렴하게 마실 수 있는 것이 조건이다. 일본의 수돗물이 일단 안전하게 마시는 세계에서도 적은 수의 나라에 들어간다. 외국에서 비싼 병 생수를 사는 것보다 수천분의 일이나 저렴한 수돗물을 다소 가공하여 마시는 편이, 소비자로서는 현명한 선택이라 할 수 있다.

맛있는 물의 붐으로 인기가 떨어진 수돗물을, 우리들은 다시 한번 고쳐볼 필요가 있는 듯 하다.

목 차

1장

음용수의 상식 – 참, 거짓

프랑스에서 수돗물을 마시는 것은 미국인과 개구리뿐이라는 농담이 있다. 미국인을 싫어하는 프랑스 사람들의 표현일 수 있지만, 확실히 프랑스에서는 수돗물은 음용수 그대로 마시는 사람은 거의 없다. 그렇지만 「장소가 바뀌면 물도 변한다.」라고 하여, 미국이나 일본에서는 「수돗물=음용수」로 생각하고 있다.

프랑스에서는, 수돗물은 마실 수 없는 물이라는 것이 상식이고, 미국이나 일본에서는 마시는 물이 상식이라는 이유이다.

특히 일본의 수도는, 수원이 되는 하천이나 호소수의 수질이 좋으며, 세계에서도 안전하고 맛있다는 높은 평가를 받았다. 그렇지만 최근에는 음용수로서 수돗물의 비율이 저하하고 있다. 1998년에 당시 국토청이 조사한 결과로서는 「수돗물을 그대로」라고 하는 사람이 41%인데 대해 「정수기를 이용한 물」이 20%, 「수돗물을 끓인 물」이 17%, 「페트병의 생수」가 13%로, 수돗물을 음용하지 않는 사람이 반 이상을 차지하고 있다.

그 후 후생노동성, 내각부처, 신문사 등이 조사를 행했지만, 매년 수돗물을 마시는 비율은 계속 저하하고 있으며, 최근에는 30%대로 떨어지고 있다.

이처럼 일본에서도 수돗물을 마시지 않고 있으며, 정수기로 여과한 물 혹은 미네랄워터라는 페트병 생수를 마시는 것이 상식으로 되어 있는 것 같다.

「수돗물을 계속해서 마시면 암에 걸린다.」「미네랄워터는 미네랄이 풍부하여 몸에 좋다.」「정수기를 사용하면 유해한 물질이 제거되어 맛있는 물이 된다.」라고 하는 것이 상식으로 통용되고 있다.

이렇게 사람들이 믿고 있는 음료수의 상식은 과연 그대로인가? 그 하나 하나를 과학적으로 검증해 보면 바람직하지 않거나 의문인 것 또는 확실히 근거 없는 것도 적지 않다. 우선 그 몇 가지에 관해 제 1장에서 간단하게 검증해 본다.

1. 수돗물에는 발암성 물질이나 농약 등이 혼입되고 있기 때문에, 마시면 안 된다.

「수돗물은 위험하다.」고 말하게 된 발단은, 1970년대 폴란드나 미국의 수돗물에서 트리할로메탄이라는 듣기 생소한 물질이 검출되어, 미국 환경청이 발암성 물질로 발표하면서부터였다. 그 발생 원인이 소독용의 염소인 것으로 밝혀져, 사람들은 큰 충격을 받았다. 염소는 석회 냄새의 원인으로 문제가 되고 있지만, 발암성 물질도 생성한다고 알려져 있으며, 수돗물에 대한 신뢰가 크게 흔들리고 있다.

그 후 IT 오염의 원인이 된 반도체 제조 공장에서 사용하고 있는 트리클로로에틸렌 등의 유기용제, 골프장 등에서 사용되는 제초제나 농약의 성분, 중금속 환경 호르몬 물질 등도 수돗물에서 검출되었다고 하는 데이터가 대학의 연구자나 시민 단체로부터 발표되어 사람들의 불안은 한층 높아졌다.

더욱이 이러한 정보는 매스컴 매체에 의해서도 크게 보도되어 「수돗물의 물을 마시면 암에 걸린다.」라고 생각하는 사람이 한꺼번에 증가했다.

이에 대해 급수하는 행정 당국의 대응은 너무 느렸다. 소비자에 대한 정보를 재빨리 공개해야 함에도 당시 후생성은 그러한 의식이 부족하여, 정보를 공개하지 않고 충분한 설명도 하지 않았다.

따라서 매스컴은 상당히 과장된 정보만 전달하고, 수돗물은 위험하므로 마시지 않는 쪽이 안전이라는 의식이 소비자에게 넓게 퍼졌다.

수돗물의 안전성을 보증하는 기준으로서 「수돗물의 수질기준」이 정해져 있지만, 당시는 트리할로메탄이나 트리클로로에틸렌, 농약 등의 항목이 없고, 정수장에서도 법적으로 확인하여 제거할 의무가 없었다. 이것이 대응에 늦은 원인이 되었기 때문에, 1978년에는 26항목이었던 검사 대상이 1993년의 개정에는 46항목으로 큰 폭으로 증가되었다.

그 후 검출되거나, 검출의 우려가 있는 물질의 추가, 거의 검출되지 않는 물질의 삭제가 행해져, 50항목의 기준이 2004년에 시행되어 현재는 이들을 근거로 관리되고 있다(우리나라는 61개 항목 2008년 2월 기준).

이 기준으로부터 정수장에서는 수질을 엄격하게 확인하고 있기 때문에, 이전에 문제가 된 물질이 수돗물에 포함되고 있는 것은 거의 없다고 보아도 좋다. 또 트리할로메탄을 생성하는 유기물, 유해화학물질, 농약 등은 배수에 포함되어 있는 것이 많지만, 현재는 배수를 배출하는 것이 엄격하게 금지되고 있으며, 처리기술도 발달하고 있기 때문에 수원 자신의 오염도 줄고 있다.

따라서 갈수 등으로 수원의 수질이 현저하게 악화된 경우를 제외하면, 수돗물은 안전하며 발암성의 리스크도 다른 식품과 비교해 상당히 낮다고 해도 좋다.

2. 빌딩이나 아파트의 물은 수조나 배관이 오염되어 있기 때문에, 그대로 마시지 않는 편이 좋다.

빌딩 혹은 아파트의 건물은 층이 많고 높기 때문에, 수도가 직접 꼭대기 층까지 도달하지 않는다. 우선 1층에 「저수조」를 설치하여, 일단 저류한 물을 펌프로 옥상에 있는 「수조」까지 올려, 여기서 각 층의 수도꼭지로 송수하고 있다. 우선 2개소의 수조에 저류되어 있기 때문에, 직접 급수되는 단독주택에 비하면 신선한 물이 아닌 수질로 떨어지게 된다.

더욱이 수조의 관리나 청소를 제대로 하지 않으면, 먼지나 진흙, 극단적인 경우 동물의 사체, 새들의 배설물, 오수 등이 흘러 들어가는 비위생적인 사례도 보고되고 있다.

또한 빌딩이나 아파트에서는, 배관이 건물 내에 둘러 싸여있기 때문에, 물이 관의 재질과 접해 있는 시간이 길며, 금속 성분이나, 녹슨 철, 물때 등이 용존되어 수질을 저하시키기 쉽다. 특히 오래 된 배관의 내측에는 녹이나 스케일이 층을 형성하여 부착해서, 이것이 벗겨져 물에 섞여 나오는 경우도 있다. 수도국이 수질관리의 책임을 지는 것은 건물의 1차 저수조에 들어올 때까지이며, 그 이후는 건물의 소유자나, 관리자의 책임이 된다. 따라서 건물의 관리자는 수조의 청소, 수질검사를 정기적으로 행하여, 음료수에 적합한 물이 공급되고 있는가를 확인할 의무가 있다. 위반하면 처벌되지만 입회검사도 행해지지 않고, 위반으로 적발된 사례는 거의 없다. 이 때문에 관리비를 절약하기 위해 손을 빼는 관리자도 많다. 또 $10m^3$ 이하의 소규모 수조는 법률의 적용을 받지 않기 때문에, 거의 대부분이 정기적인 청소나 수질검사를 행하지 않고 있다고 볼 수 있다. 관리를 잘하고 못하고에 따라, 빌딩이나 아파트의 물은 개인주택에 비해 수질이 떨어질 수 있으며, 오염되고 있는 것이 많다고 생각하는 편이 좋다. 따라서 그대로 음용수로서 사용하지 않는 쪽이 안전 혹은 안심하다고 할 수 있다.

3. 미네랄워터는 미네랄성분을 풍부하게 포함한, 몸에 좋은 맛있는 물이다.

슈퍼나 편의점의 미네랄워터 코너를 보면 매년 상품의 수가 증가하고, 판매장도 넓게 만들어져 있다.

이처럼 미네랄워터가 신장하고 있는 배경에는 수돗물이 맛이 없다고 하는 것과, 사람이 안전성에 불안을 느끼고 있기 때문이다. 그렇다면 미네랄워터라고 하는 병 생수가 진짜 몸에 좋고 맛있는 물일까를 검증해 보면, 많은 문제나 의문이 떠오른다.

사람들이 미네랄워터에 관해서 가지고 있는 이미지는「건강에 좋은 미네랄 성분이 풍부한 물」「오염되어 있지 않은 대 자연에서 생긴 천연수」「산속 정호에서 끌어 올린 명수」등으로 인식되었다. 이는 메이커의 상업성으로 이미지를 연상시키는 팸플릿을 통해 사진이나 복사물을 여기저기 배포하기 때문이다.

확실히 몸에 좋은 미네랄 성분이 풍부하게 포함되어, 오염이 없는 청정한 물로, 게다가 맛있다는 평판의 명수가 손쉽게 마실 수 있다면, 병 1본에 2천원 이상의 물이라도 비싸지 않다고 누구나 생각할 수 있다.

물에 포함되어 있는 미네랄은, 지상에 내린 비가 하천을 흘러, 지하로 침투하는 과정에 접촉하는 암석이나 광물, 토양 등의 성분이 녹은 것이기 때문에 접촉하는 시간이 길수록 미네랄 성분이 진한 물이 된다. 그렇지만 일본은 지형이 급하고, 물은 바로 바다로 흘러가버리기 때문에 접촉하는 시간은 짧다. 또 광물이 적은 토양이기 때문에 지하수에도 유럽 등에 비해 미네랄 성분은 상당히 적다. 따라서 국내에서 채수된 것은 미네랄 성분의 함유량이 수돗물과 거의 차가 없으며, 「건강에 좋은 미네랄 성분이 풍부한 물」이라고는 도저히 말할 수 없는 보통의 물이다.

여기에 대해 프랑스나 이탈리아, 영국 등에서 채수된 수입품은 일본의 것과 비교하면 미네랄성분이 대량으로 포함되어 있고, 이름 그대로 상품이 많이 있다. 단지 미네랄 성분이 많은 물을 마시면, 목으로 넘어가는 기분은 상쾌하지 않고, 아주 맛있다고 느낄 수는 없다. 또 녹차나, 커피, 요리용의 물로서도 바람직하지 않다.

입맛이 좋고 요리용에 맞는 것은 국내산의 상품이며, 맛있고 몸에 좋고, 조리에 사용하면 요리도 맛있게 된다는 물은 없다.

지구환경에 대한 관심이 높게 되어 천연 혹은 자연이라는 이름을 붙인 상품이 많다. 그 중에서도 미네랄워터는 거의 대부분이 「천연수」 「자연수」를 강조하여 늘어놓고 있다. 받는 이미지는, 사람손이 전혀 가하지 않은 자연 그대로의 물을 연상하지만, 국내산의 상품은 농림수산성의 규격에 의해 여과, 가열 살균이 의무화되어 있기 때문에 사람 손이 더해진 물이 아니면 판매할 수 없다.

또 천연수 상품의 대부분은, 산속의 정호나 용천수를 병에 담은 깨끗한 이미지를 판매물로 하고 있지만, 도시로부터 상당히 떨어진 장소의 지하수나 용천수도라도 오염되어 있는 경우가 있다. 오염이 없다고 하는 상당히 깊은 산속에서 물을 운반한다면 물류비용이 상당히 들며, 가격의 면에서 무리라고 생각된다.

이러한 의문을 불식하기에는 채수지의 정확한 표시가 바람직하다. 그렇지만 유통되고 있는 상품의 대부분은 막연히 애매한 표시라든지, 또는 전혀 기재하지 않는 것도 있어, 불안을 느끼지 않을 수 없다.

4. 해양심층수는 미네랄성분이 풍부하여 몸에 좋으며, 혈액을 맑게 한다.

「해양 심층수」는 수심 200m 이하의 심해에서 채수된 물로, 미네랄이 풍부하며, 몸에 좋다고 하여 페트병들이 음료수뿐만 아니라 두부 등의 식품, 화장수나 목욕 용수 등, 관련 상품이 매년 증가하고 있다.

해양 심층수는 표면의 해수와 다르며, 태양광선이 도달하지 않기 때문에 조류나 세균의 번식이 적고, 청정하며, 게다가 마그네슘 등의 미네랄 성분이 풍부하게 포함하고 있다.

심층수의 존재는 예전부터 알려져 있지만, 이용 연구가 시작된 것은 20여 년 전 정도로, 그 연구 과정에서 일반적인 물에는 없는 특성이 알려져 왔다.

그 중에서도 포함되어 있는 미네랄 성분이, 생활 습관병이나 중성지방, 혈당치의 저하에 효과가 있다고 하는 연구 결과가 TV나 신문, 잡지 등에 취급되어 「해양심층수 붐」에 불을 붙였다.

현재 판매되고 있는 관련 상품의 중심은 음료용으로, 미네랄워터 매장에 진열되어 있다. 이 미네랄 성분을 미네랄워터와 비교하면, 마그네슘, 나트륨, 칼륨 등이 많이 포함되어 있으며, 칼슘은 적다는 결과가 나오고 있다. 해양심층수도 미네랄워터의 일종으로 생각해도 좋지만 미네랄 밸런스가 좋고 마그네슘이 풍부한 것이 특징이다.

특히 마그네슘은 몸의 대사 작용을 개선하여, 당뇨병 등의 생활 습관병, 심장병, 동맥경화 예방을 위해 중요한 미네랄로, 그 작용에서 중성지방이나 혈당치가 정상치까지 저하한다고 하는 연구 결과도 발표되고 있다.

예전에 텔레비전의 와이드 쇼에서 음용한 사람의 혈액이 깨끗해졌다는 실험 결과가 크게 보도된 적이 있었다. 이것도 마그네슘이 관계하고 있는 것으로 생각되지만 아직 연구 중에 있으며 그 원인 관계가 충분히 해명되었다고는 할 수 없다.

심층수는 「깨끗한 해수」라고 해도, 해수를 그대로 마실 수는 없기 때문에, 탈염장치 등으로부터 염분이나 미네랄 성분을 제거하여, 음용에 적합하도록 조정하여 제품화하고 있다. 또한 탈염, 탈수한 심층수의 농축액을, 일반적으로 미네랄워터로 혼합한 것도 있다. 따라서 판매되고 있는 상품은, 심층수 그대로가 아니고, 그 성분 내용도 상품으로부터 상당한 차가 있다고 보아도 좋다. 해양 심층수 상품은 일반 미네랄워터에 비해 미네랄성분이 많으며, 건강에 좋은 물로 생각되지만, 아직 연구중에 있으며, 효능이나 효과에 관해서도 과학적, 의학적으로 뒷받침할 데이터가 부족하다.

따라서 진짜 몸에 좋은 물에 관해서는, 앞으로의 연구가 진행되는 것을 기다리지 않으면 안 된다. 「몸에 좋을지도 모르는 미네랄워터의 한 종류」로 생각하는 편이 좋지만, 나트륨이나 마그네슘이 많기 때문에 결코 맛있는 물이라고는 말하지 않는 듯 하다.

5. 정수기를 사용하면, 수돗물이 맛있는 미네랄워터가 된다.

정수기 협회의 조사에 의하면 정수기의 보급률은 전국 평균 약 30%, 동경, 오오사카, 후쿠오카 등의 도시부에서는 40%를 넘고 있다. 또 아파트 등의 공동주택에서는 세대의 50% 가까이 사용한다고 한다.

30여년 전에, 긴끼(近畿)지방의 물 항아리인 비와호의 오염이 진행되어, 이것을 수원으로 하고 있는 수돗물에 다른 냄새와 맛이 감지되었다. 원래 정수기는 그 개선 방법의 하나로서 제조되어, 가정에 보급하게 되었다.

초기에는 수돗물에 포함된 염소, 유기물, 냄새 등을 제거하는 활성탄을 사용하여 여과하기 때문에, 수도꼭지에 부착된 것이었다. 단 여재의 용량이 적으면 능력에 한계가 있기 때문에 대형의 설치식 정수기가 증가해 왔다.

그 후 트리할로메탄, 트리클로로에틸렌, 농약, 납 등의 오염이 문제가 되어, 이들은 활성탄만으로는 완전하게는 제거할 수 없기 때문에, 이온교환수지나 중공사막 등을 카트리지에 조합한 타입이 등장했다.

현재는 여기에 활성탄 필터를 조합한 타입이 주류로서,「이상한 냄새나 유해한 물질을 모두 제거할 수 있다.」고 효능서에 기재되어 있다.

수돗물에 불안을 가진 소비자는「무엇이든 제거할 수 있다.」라는 관용구를 믿고 구매하게 된다. 약하기는 하지만, 문제가 되는 물질 모두가 기준치를 넘어 포함되어 있는 것은 아니므로 소비자는 필요 없는 기능까지 사게 된다. 이러한 타입의 정수기는 고가이기 때문에 안전한 물, 맛있는 물을 찾아 지불한 돈도 쓸데없는 투자가 되어 버린다.

또「수돗물도 정수기로, 맛있는 미네랄워터로 변한다.」라고 하는 효능을 구가하고 있는 상품도 있다. 그렇지만, 정수기는 수돗물에 포함되어 있는 석회냄새, 곰팡이냄새, 오염물질 등을 제거할 뿐 맛있는 물이 되는 것은 없다. 맛없는 물질을 제거함으로써 결과적으로 맛있게 되었다고 말할지 모르지만 원래 맛없는 물이 맛있게 될 수는 없다.

미네랄워터라는 상품 중에는, 천연의 광물이 여과재로 혼합되어, 이 광물의 미네랄 성분이 녹아서, 여과된 물이 미네랄워터가 된다고 설명할 수 있다. 그렇지만 수초간의 여과층을 통과하는 것만으로 증가되는 미네랄 양은 극히 소량일 것이다.

결국 정수기에서 미네랄워터라고 구가하는 문구는 과장되고, 소비자를 현혹시키는 표현이라고 생각할 수 있다.

6. 알칼리 이온수를 마시면 위장병이 낫고, 요리에 사용하면 음식이 맛있게 된다.

물을 전기 분해하면, 격막을 통해 플러스 전극 측에 염소나 탄산 등 마이너스 이온이 이끌려 당겨지고, 마이너스 전극 측에는, 칼슘, 마그네슘, 나트륨, 칼륨 등의 플러스 이온이 모여, 각각 다른 성질의 물이 만들어진다.

이 큰 차이는 산성도이며, 플러스 측의 물은 산성, 마이너스 측은 알칼리성이 된다. 물의 전기 분해는 공업용 등으로 옛날부터 이용되고 있으며 식품공장, 병원, 급식센터 등의 살균용으로서 산성수를 만드는 기기가 사용되고 있다. 산성수를 만들면 알칼리수가 생성되지만, 이용 방법이 없어, 버려지고 있다. 그 후 알칼리성 식품이 몸에 좋다고 하여, 알칼리 이온수도 주목을 받아, 淨水器를 기본으로 하는 가정용의 알칼리 이온整水器가 15년 정도 전에 발매되어 건강 붐을 일으켜 급속하게 신장했다.

알칼리 이온수가 건강에 미치는 효과로서는, 만성설사, 소화불량, 위장내 이상발효, 위산과다증 등의 증상개선에 유효하다고 한다. 또 제조회사에서는 전기분해에 의해 칼슘 등의 흡수 효과가 높으며, 미네랄 부족의 현대인의 체질개선에 도움이 된다고, 그 효용을 선전하고 있다.

또한 요리에 사용한 경우 홍차나 녹차를 끓이면, 색이 선명하게 되고, 고기, 생선, 야채 등의 쓴맛이 제거되며, 밥을 부드럽게 지을 수 있으며, 삶는 것도 부드러워 진다는 등의 효과가 있다고 선전한다.

이들 효과는 일반적으로 말하고 있는 것이나, 제조회사가 발표하고 있는 효능을 정리한 것이지만, 그 중에는 만병에 듣는 「마법의 물」 「체질을 개선하여 암에 걸리지 않는다.」 「건망증이 낫는다.」라는 등 고개를 갸웃거리는 효능을 선전하고 있는 것도 있다. 물론 이들은 과장 광고로 「약사법」에 위반되고, 일반적으로 믿고 있는 것일지라도 그 효과는 의문이며, 효과가 인정될지라도 극히 미약한 것이다.

整水器가 판매된 초기에는 알칼리성 물을 마시면 체액도 알칼리성이 되며, 건강 유지에 효과가 있다고 선전하며 팔고 있는 제조회사도 많이 있었다. 인간의 체액은 약알칼리성으로 유지되어 있지만, 이것은 체내에 갖추어진 조정 기능이 활동하고 있기 때문에, 음료수에 의해 좌우되는 것은 아니다.

또 위산 과다증에 의한 속쓰림, 소화불량 등의 증상이 개선된다고 하더라도, 위산의 산성도가 높은 경우에는 적은 정도의 약알칼리수를 마시더라도, 그다지 제산 효과를 기대할 수는 없다.

증상이 심한 경우에는, 역시 약을 먹지 않으면 안 되며, 알칼리 이온수로 증상이 개선되는 것은 기대할 수 없다.

알칼리 이온수는 칼슘의 양이 많지만, 효율 좋게 몸에 흡수된다는 관점에서는 그 양이 많지 않다. 물론 수돗물 보다는 약간 많지만, 외국산의 미네랄워터보다 한 자리수의 적은 양 밖에 포함되어 있지 않고 있다. 또 효율 좋게 흡수된다는 것과, 혈액 중 칼슘의 양이 증가한다는 것은 결부되지 않는 것 같다.

한편 알칼리 이온수를 요리에 사용한 경우의 효과에 관해서는, 요리 연구가나 요리의 달인으로 불리는 사람에게 사용되고 있는 것이 보통이다. 이들 평가 등을 종합하면, 알칼리수는 홍차나 녹차의 색을 진하게 한다든지, 시금치 등의 녹색 야채를 데치면 신선한 녹색으로 유지되는 것이 인정되고 있다. 또 야채 등의 쓴맛을 제거하는 데도 효과가 있다.

기타 알칼리에는 단백질이나 전분을 녹이는 작용이 있기 때문에, 끓이는 데 사용하면 부드럽게 되는 것 외에 다시마 등을 담가두면, 맛있는 맛의 성분이 잘 우러나는 효과도 있다. 이러한 결과를 정리해 보면, 알칼리 이온수는 위장병의 증상 개선에 현저한 효과는 인정할 수 없지만, 요리에 사용한 경우에는 녹차나 야채의 색을 선명하게 하거나, 삶은 것이 부드럽게 되는 등의 효과가 있다.

알칼리 이온整水器는 대부분이 정수기로 여과한 물을 전기분해하는 구조로 되어 있다. 따라서 기본적으로는 淨水器이며, 여기에 알칼리수를 만드는 기능이 부가된 것으로 생각하는 편이 좋다. 그 사용 용도로서는 첫째가 수돗물의 냄새나 탁도 또는 철분을 제거하기 위해서이며, 알칼리수를 조리에 사용하면 요리가 맛있게 하는 효과가 있다. 건강에 좋은가 어떤가에 관해서는, 위장병 등에 어느 정도의 효과는 인정되지만, 그다지 현저한 효과는 없으며, 과대한 효과는 기대하지 않는 편이 좋다.

7. 「活水器」는 磁氣나 특수한 광물의 작용으로 물을 활성화하여 몸에 흡수되기 쉬운 맛있는 물을 만든다.

요즈음, 活水器라고 하는 명칭으로 판매되고 있는 맛있는 물 상품이 증가하고 있지만, 원래 活水器라는 명칭은 정수기와 달라서 일반적으로 넓게 인식 된 것은 아니다. 현재 시판되고 있는 활수기라는 상품의 대부분은, 수돗물을 활성화하여, 몸에 좋은 물을 만든다는 측면에서 판매하고 있지만, 어떻게 하면 물을 활성화할 수 있을 것인가?

물을 활성화하기 위해서는, 물에 에너지나 특정의 물질을 가할 필요가 있다. 가까운 예로서, 물에 열을 가하면 따뜻하게 되고, 식품을 삶거나 찌거나 할 수 있으며, 신체나 의류의 오염도 물로부터 잘 떨어지게 된다.

열을 가함으로써 활성화하여, 보통의 물에는 없는 기능을 가지게 되므로, 그러한 의미에서는 따뜻한 물도 활성수라고 할 수 있다.

활수기는 물을 활성화하는 기능을 조합시켜, 물을 활성수로 바꾸는 기기로서, 물에 포함되어 있는 철분이나 석회냄새를 제거하기 위한 정수기와는 기능적으로는 다르다. 알칼리수는 전기 분해에 의해 활성화시키지만, 만드는 기구는, 整水器의 명칭을 붙여 판매하고 있다.

현재 활수기로 판매되고 있는 상품은, 磁氣나 미네랄을 가하기도 하고, 세라믹이나 천연의 광물에 물을 접촉시켜, 물을 활성화하는 것이 대부분이다.

물을 활성화하면 어떤 특별한 기능을 가지게 되는가는, 그 활성화하는 방법에 의해 여러 가지이다. 메이커는 다음과 같이 설명하고 있다.

① 자석의 자기력으로 물을 활성화한 「磁化水」는, 수도관의 녹이나 물 때가 제거된다.

② 흐름의 액막이 없어진다.

③ 磁氣에서 물분자의 집합체(클러스터)가 작게 절단되어, 몸에 쉽게 흡수된다.

한편 팸플릿 등을 통해 다음과 같이 광고하고 있다.

① 세라믹이나 광물을 사용한 것은, 그 소재에 의해 효과도 다르지만, 모종의 광물과 접촉시킴으로써 세균의 번식이 억제된다.

② 이상한 냄새가 없어진다, 꽃꽂이가 오랜 간다.

③ 식물의 생장이 촉진된다.

④ 몸에 유해한 활성산소를 중화하는 환원수로 된다는 것 등의 여러 가지 효용이 쓰여져 있다.

活性水는 전문적으로는 「機能水」로 불리고 있기 때문에 각 방면에서 주목받아 연구가 진행되고 있다.

연구가 진행됨에 따라 그 기능이나 새로운 효용이 분명해졌지만, 의연히 해명되지 않는 것이 많이 있다. 예를 들면 磁化水는, 물에 포함되어 있는 녹이나 철분을 제거하는 효과는 일찍 알려져, 보일러 용수의 처리에 이용되고 있다. 그렇지만, 물분자의 집합체(클러스터)가 작게 된다고 하는 근거나 효과에 관해서는 과학적으로 아직 충분히 해명되지 않고 있다. 또 클러스터가 작은 물이 맛있는가, 몸에 좋은가에 관해서도 뒷받침 되는 실증 데이터가 부족하여 뭐라고 말할 수는 없다.

活性水에는 인공적으로 합성된 광물이나, 자연의 광물과 접촉된 것은 많지만, 광물의 조성이 물의 활성화에 어떠한 역할을 하는가, 그 메카니즘이 과학적으로 검증된 것은 적다.

경험적으로 모종의 광물로서 물을 변화시키는 작용이 있다고 하여, 사용되고 있는 경우가 많지만, 자연 광물은 성분이 불규칙하기 때문에, 효과가 거의 없는 경우도 있다.

살균력이 있다, 식물의 생장이 빠르다, 꽃꽂이가 오래 간다는 등의 효과에 관해서, 활수기를 사용하여 실험한 결과, 거의 효과가 없다고 하는 보고도 있다. 활수기의 효과에 관해서는 주목해야 할 것이 많으며, 그 해명이나 이용이 진행될 것으로 기대된다.

그러나 지금 판매되고 있는 활수기 중에는, 아직 충분하게 실증되어 있지 않은 이론을 먼저 상품화하여, 뒷받침이 부족한 효용을 구가하고 있기 때문에, 판매사의 말에 유혹되어 달려들지 않는 것이 좋을 것이다.

도시에 사는 사람들의 대부분은, 「수돗물은 맛없어서 마실 수 없다.」라고 생각하고 있지만, 눈가림 테스트에서 수돗물과 미네랄워터를 진열하여, 청취에 의한 물을 실험한 결과, 수돗물이 맛있다고 하는 사람이 많았다고 한다.

음료수에 관해서도 선입관이나 이미지가 선행하여, 실체와 떨어진 선택을 하고 있는 소비자가 많다. 바른 정보가 부족하다고 하는 문제도 있지만, 「어쨌든 몸에 좋은 듯 하다.」라는 이미지만으로 선택하는 소비 행동은 다시 생각해 볼 필요가 있다.

2장

수돗물에 무엇이 문제인가

1. 수돗물은, 왜 「맛없는 물」이 되었는가?

옛날에 「철관 맥주」라는 말이 있지만, 지금은 알고 있는 사람은 적을 것이다. 이것은 한 여름의 무더위에, 연습에 땀을 흘린 운동부원이, 휴식시간에 운동장의 한쪽에 있는 수도의 꼭지에서 직접 물을 마셔, 「아! 맛있다. 이것이야말로 철관 맥주다.」라고 외친 것으로부터 전해졌다고 한다.

그러나 지금은 아무리 목이 말라도 수도꼭지에 직접 입 대고 마시는 젊은이는 없다. 그들은 가방에 준비된, 페트병 생수의 녹차나 미네랄워터, 스포츠 드링크로 갈증을 푼다. 수돗물을 그대로 마시면 저항감을 느껴, 페트병 물을 애용하여 마시는 것이 현대인의 라이프스타일이 되어 버렸다. 수돗물을 마시지 않는 원인으로서, 「맛이 없다.」 「불쾌한 냄새」 등 고유의 맛에 관해서 불만을 나타내는 사람이 많다.

안전하고 맛있는 물을 급수하는 것이 수도의 역할인데, 왜 그 조건이 만족되지 않고 있는 것일까?

수돗물의 이취 · 미 사건

1970년경부터, 수돗물이 「곰팡이 냄새」 「비린내」라는 고통이, 관서지방의 비와코〔琵琶湖〕나 관동지방의 카스미가우라를 수원으로 하는 지역에서 발생하여, 이후 전국적으로 퍼져, 수돗물의 이취·미 문제로서, 그 원인의 규명과 대책에 수도관계자로서는 감당할 수 없게 되었다. 곰팡이 냄새, 썩는 냄새 등은, 식물성 플랑크톤이나 미생물의 이상 발생에 의해 생기는 냄새가 주된 원인으로 밝혀졌다.

구체적으로는 곰팡이 냄새 원인이 되는 물질을 만드는 것은, 조류와 방선균의 일부이며, 썩는 냄새의 원인은, 황금조류의 일종으로 플랑크톤으로 특정되었다. 또 이들 조류나 플랑크톤은, 유기물이나 질소, 인 등의 영양염류가 많이 포함된 수역에서 발생하는 것을 알았다. 이것을 물의 부영양화현상이라고 한다. 부영양화는 생활배수나 농업배수가 호소수 혹은 하천에 흘러들어가, 영양염류가 과잉으로 되기 때문에 일어나는 현상으로, 물의 오염에 의해 생기는 것이다.

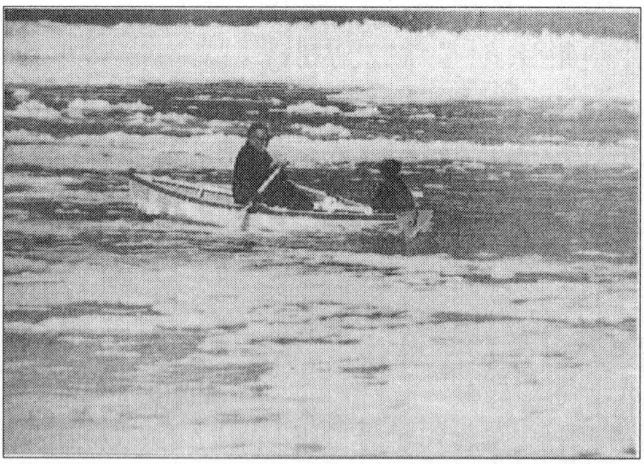

생활배수의 유입으로 거품이 생긴 도시의 하천 〔1970년대 다마천(多摩川)〕

곰팡이 냄새의 원인이 되는 물질에는 2-메틸이소보르네오르, 지오스민 등이 있지만, 물에 포함되어 있는 양은 소량인 나노그램(10억분의 1그램) 단위로 건강상 문제는 없다. 그렇지만 110~120 나노그램 포함되어 있는 것만으로, 많은 사람이 불쾌하게 느낄 수 있기 때문에 귀찮은 문제이다.

종래의 정수 처리 방식으로는, 이러한 미량으로 포함되어 있는 것은 좀처럼 제거할 수 없다.

소독용 염소도 문제로

지방에서 도시로 나온 사람이 수돗물을 마시고 먼저 느끼는 것은 「석회냄새」이다. 이것은 수계 전염병의 원인이 되는 병원성 대장균, 장티푸스균, 이질균, 콜레라균 등의 병원균을 살균할 목적으로 사용되고 있는 염소에 의한 것이다. 염소는 제1차 세계 대전에서 독가스의 원료로 사용되어진 것처럼 강한 자극 냄새가 있으며, 미량이 포함되어 있어도 불쾌감을 느낀다.

100년 이상의 역사를 가진 근대 수도에서는, 처음부터 소독제로서 염소가 사용되고 있었지만, 옛날에는 지금처럼 석회냄새는 문제가 되지 않았다.

수계 전염병이 두려워진 시대에는 석회냄새가 있기 때문에 수도의 물은 안전하다고 생각하며, 오히려 안심하고 마시는 사람도 많았다.

그러나 최근에 강한 석회냄새 때문에, 불쾌하게 느껴져 맛없다고 하는 사람이 증가해 왔다.

그 원인으로 생각되어지는 것은, 정수처리 공정에서의 염소의 사용량이 증가한 것이다. 염소에는 살균뿐만 아니라 산화라는 작용도 있다. 산화작용에 의해 수중의 암모니아성 질소, 용해성 철분, 용해성 망간, 유기물 등을 산화하여 제거할 목적에도 사용되고 있다.

암모니아성 질소는 하수 등의 생활배수에 포함되어 있는 것으로, 수원의 하천이나 호소수의 물 오염이 진행되기 때문에 이것을 정화하기 위해 산화제로서 염소의 사용량이 증가하여, 옛날에 비해 석회 냄새가 한층 강하게 된 이유이다. 또 공장 배수에 많이 포함되어 있는 페놀, 디클로핵실아민 등의 화학약품과 염소가 반응하여 생성되는 화합물도 악취를 발생시킨다.

염소는 자기 자신의 냄새 외에, 다른 물질과 화합함으로써 다른 냄새의 발생 원인도 된다. 수원이 오염되지 않았던 시대에는, 염소의 사용량도 적으며, 석회 냄새도 거의 느낄 수 없었다. 그렇지만, 오염이 진행하면서 염소의 투입량이 증가할 뿐 아니라, 배수에 포함되어 있는 물질과의 화합에 의해 악취의 발생이라는 요인이 더해져, 일단 염소냄새가 강하게 된 이유이다.

여과기술의 진보로, 물은 맛없게 되었다.

고대의 수도는 하천이나 호소수의 물을 도시로 끌어 들여, 그대로 가정에 급수했지만, 근대 수도가 되어서 오염을 제거하기 위해 여과하도록 되었다.

초기의 수도에서는 1800년대에 영국에서 고안된 완속여과법이 사용되었다. 이것은 사리나 모래를 충진한 여층에, 물을 스며들게 하여 오염을 제거하는 것이기 때문에, 압력을 가하지 않고 자연의 흐름을 이용하였으며, 유속은 1일 4~5m로 천천히 여과하는 방법이다.

그러나 충분하게 시간을 들여 여과하기 때문에, 수중의 부유물이나 세균은 거의 제거되며, 철, 망간, 페놀 등 물을 맛없게 하는 물질도 상당히 제거할 수 있었다. 게다가 염소의 양도 적게 투입되기 때문에, 여과된 물은 자연 그대로의 맛있는 물이 된다.

완속여과는 지상에 내린 비가, 낙엽층이나 토양에 스며들어, 지층의 사리나, 암석에 의해 시간이 걸려 여과되는 조합을 인공적으로 행하는 처리법이다.

처리를 위한 에너지나 약품도 필요 없고, 친환경적인 처리기술이라 하지만, 완속여과에도 큰 결점이 있다. 그것은 유속이 느리기 때문에, 처리에 시간이 걸리는 것이다. 따라서 대량의 물을 처리하기 위해서는, 여과지의 면적을 넓게 취하지 않으면 안 된다. 게다가 입자의 크기가 1mm 정도의 모래를 약 70cm 두께로 충진한 여과지는, 사용하는 중에 오염이 모래에 부착하여, 폐색을 일으켜 한층 여과속도가 떨어지게 된다.

여기서 물을 일시적으로 중지시켜, 모래를 세정하여 부착한 오염을 제거하지 않으면 안 된다. 넓은 면적을 필요로 하고, 유지관리에 손길이 필요하다는 문제점이 있다.

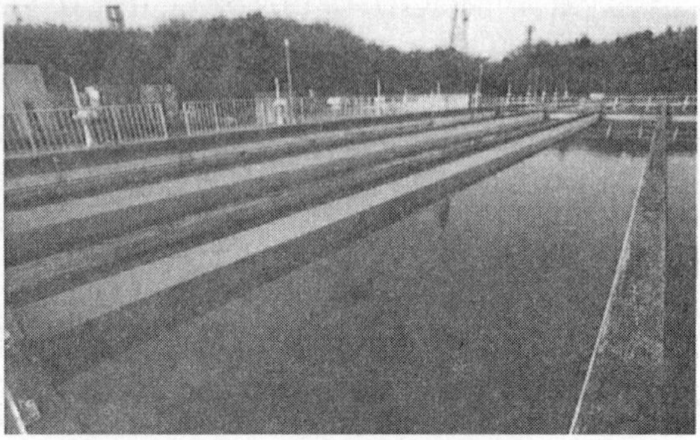

정수장의 플록 형성지(급속여과법)

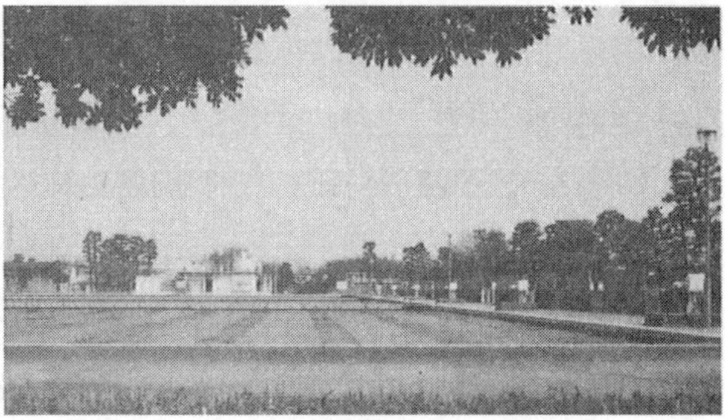

동경도내 완속여과지(東京都砧浄水場)

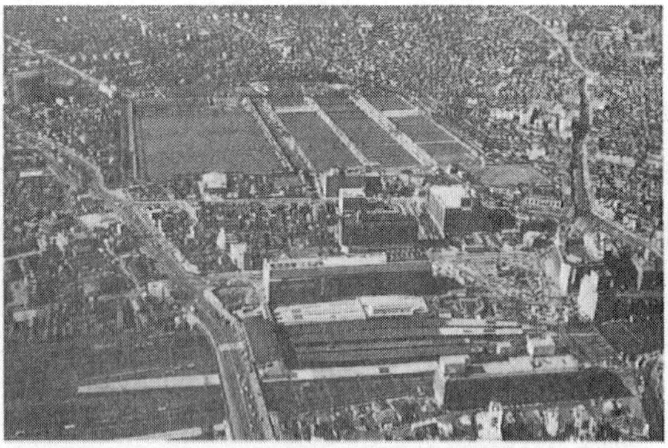

초고층 빌딩가로 변하기전의 구 요도바시 정수장

이 문제점을 해결하기 위해, 1880년경 미국에서 급속여과법이 개발되었다. 이 방법은 수중의 오염을 황산알루미늄 등의 약품을 가해 강제적으로 침전시켜, 그 상등수를 급속여과지를 통하면 깨끗하게 된다. 유속이 1일 100~150m로 빠르기 때문에 여과지의 면적은 완속여과법의 30분의 1정도면 충분하다. 그러나 반면, 세균이나 물을 맛없게 하는 물질의 제거는 곤란하다. 살균을 위해 염소나 처리 효율을 높이기 위해 수처리 약품을 가할 필요가 있기 때문에 약 냄새가 나므로 물맛은 한층 나쁘게 된다.

1887년 영국기술로부터, 일본에서 처음으로 요코하마에 완성한 근대수도도, 완속 여과법에 의한 것이기 때문에, 이후 각지에 이 방식의 수도가 만들어졌다. 초고층 빌딩이 들어선 신쥬쿠 신도심 일대가, 예전에는 동경도 요도바시 정수장의 흔적지였던 것을, 지금 알고 있는 사람은 적다. 오히려 그 곳에는 광대한 완속 여과법이 확대되었다. 그러나 완속 여과법은 인구 급증으로 수요 증가를 따라갈 수 없게 되어, 급속여과로 대체되어, 빈 토지는 빌딩용지로서 전매되었다. 동경 이외의 대도시에도, 같은 사정으로 서서히 급속여과를 도입했다. 그다지 인구 증가가 전망되지 않는 지방도시에도 수도공사 회사로부터 「완속 여과는 시대에 늦었어요.」라고 하여, 서둘러 급속여과지로 대체한 것도 있으며, 그 흐름은 전국으로 퍼져갔다.

지금 전문가들 사이에는, 에너지 절약으로 친환경적인, 게다가 세균이나 물을 맛없게 하는 물질까지 제거할 수가 있는 완속 여과를 재검토하는 움직임이 있지만, 현재 정수장을 또 완속 여과로 되돌리는 것은 어려울 것이다.

이러한 수돗물이 맛없게 된 원인을 정수방식의 면에서 생각해 보면, 여기에도 환경오염, 효율의 추구라고 하는 현대사회의 왜곡이, 그 근본적인 것을 알 수 있다.

2. 수돗물은 왜, 「위험한 물」이 되었는가?

트리할로메탄 소동의 전망

「수돗물을 계속해서 마시면 암에 걸린다.」라고 생각하는 사람은 상당히 많아서, 이것이 미네랄워터나 정수기를 사는 이유가 되고 있다. 수돗물에 포함되어 있는 발암성 물질이 최초로 문제가 된 것은 폴란드로, 1972년에 로테르담 시 수도국 직원이 수질검사 과정에서 발견하여, 정수 공정의 염소처리에서 발생하는 것을 해명했다. 한편 미국 미시시피 강의 물을 음용수로 하고 있는 뉴올린즈는 주민의 암 사망률이 높기 때문에, 미국 환경청(USEPA)이 동 지구의 정수장 수질을 분석한 바에 따르면, 폴란드와 같이 클로로포름 등의 발암성물질이 검출되었다. 이것이 높은 암 사망률을 뒷받침하는 요인으로서 TV에서 크게 보도되어 이것을 계기로, 1974년 이후 수돗물의 안전성을 묻는 시민운동이 미국 전국으로 퍼져나갔다.

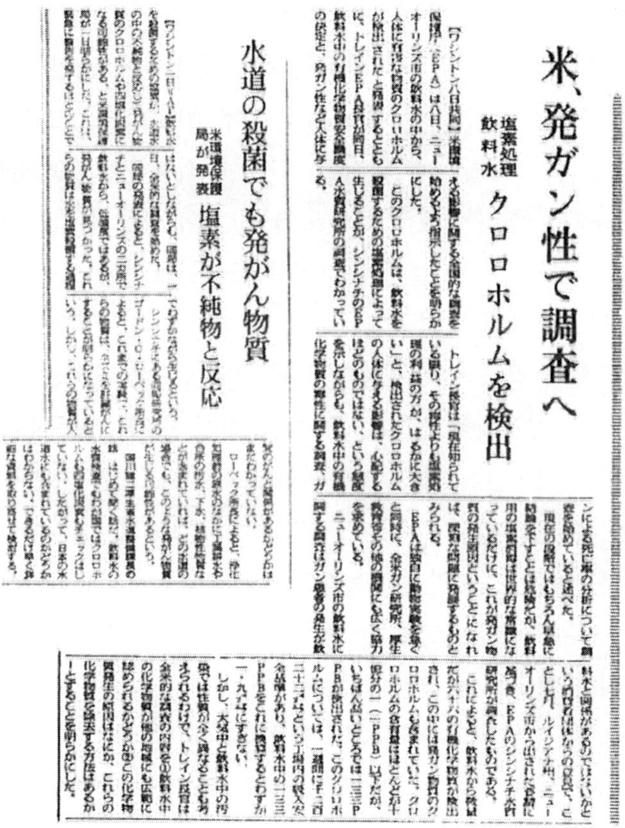
米、発ガン性で調査へ

塩素処理 飲料水 クロロホルムを検出

水道の殺菌でも発がん物質

米環境保護局が発表 塩素が不純物と反応

소독용 염소와 발암성 물질의 문제를 보도한 일간지(1974년 11월)

문제가 된 발암성 물질은 트리할로메탄이라는, 수돗물의 수원이 되는 하천이나 호소의 물에 포함되어 있는 유기물이, 염소와 반응하여 생성된 유기화합물의 일종이다. 염소소독에 의해 생긴 부생성물이지만, 그 중에 클로로포름, 디브로모클로로메탄 등 4 종류의 할로메탄이 포함되어, 이들을 모두 합하여 총 트리할로메탄이라고 한다. 실험 결과, 이 화합물에는, 유전자에 돌연변이를 일으키는 변위원성이 있는 것이 실증되었다. 이것은 마우스를 이용한 실험 결과가 근거가 되었지만, 인체에 적용하여, 10ppm(1L 당 10mg) 포함된 물을 함유하고 있으면, 간암이 발생할 가능성이 높은 것으로 나타났다. 유럽에서 일어난 트리할로메탄 소동의 정보는 일본에도 전달되어 연구원이나 시민 단체 등이, 정수장이나 수도수의 검사에 적극적으로 나서게 되었다.

동경도 위생 연구소가 1974년에 행한 검사 결과, 수돗물에서 클로로포름을 검출했다. 또 시민단체의 조사에서도, 동경도나 오오사카시의 정수장의 처리수에서도 최고 95ppb(1리터 당 0.095mg)라는, 상당히 높은 농도의 총 트리할로메탄이 검출되었다. 매일 마시고 있는 수돗물에 발암성 물질이 포함되어 있다고 듣는다면, 음료수에 대한 주민들의 불안은 한꺼번에 높아질 것은 자명한 사실이다. 그러나 수돗물의 안전성을 확보하기 위한 염소가 클로로포름의 원인으로 밝혀져서, 수도 관계자도 큰 충격을 받았다.

이용자의 불안에 따라, 급수하는 측의 행정은 재빨리 정확한 정보를 공개해야 함에도 불구하고, 당시의 후생성은 그러한 의식이 전혀 없었으며, 정보의 공개나 설명도 충분히 행해지지 않았다. 행정의 대응은 느렸지만, 매스컴의 반응은 너무 빨랐으며, 신문이나 주간지, TV의 와이드 쇼 등에서 계속해서 크게 보도되었다. 이들 음료수의 위험성을 고발하는 학자나 환경 단체의 정보를 근거로, 상당히 과장하여 보도한 것도 많았지만, 행정 측의 설명이나 반론도 없고, 수돗물에 대한 사람들의 불신감은 한층 증가하였다.

더욱이 관련 도서로서,「수돗물은, 마시면 안 된다.」「음료수가 위험하다.」「지금, 음료수가 겁이 난다.」「죽음의 수도」「유전자를 공격하는 수돗물」라고 하는 쇼킹한 제목의 책이 계속해서 발간되었다. 이것을 보면 누구나 수돗물을 마시고 싶은 마음이 없어질 것이다.

사태의 중대함을 겨우 인식한 후생성은, 1980년부터 전국적으로 트리할로메탄의 모니터링을 개시하여, 1981년에 후생성 통보로 제어 목표치를 1리터 중에 0.1mg으로 정했다.

이 수치 이하라면 암에 걸리는 걱정은 없다고 하는 정확함은 없지만, 미국의 USEPA가 정한 기준에 따라가는 형태로 우선 발표했다. 수돗물의 수질기준에 트리할로메탄의 검사항목은 없었기 때문에, 1993년도 말의 개정에서 클로로포름은 1리터당 0.06mg, 총 트리할로메탄은 0.1mg으로 정하여 기준항목에 추가했다. 트리할로메탄 소동이 일어나서부터, 목표치를 정하기까지 7년, 수질기준이 정해지기까지 약 20년이 걸린 것이다.

♣ 인기 산업의 하이테크 공장도 문제였다.

정수장에서 염소를 사용해도, 물이 오염되어 있지 않으면 트리할로메탄은 생성되지 않기 때문에, 깨끗한 지하수를 원수로 하는 수도라면 안심한가 라고 하면, 결코 그렇지 않았다. 1981년 미국 산노제 시에 있는 실리콘 밸리라고 하는 지역의 정호수에서 검출 5,800ppb라고 하는 고농도의 유기용제도 발암성 물질이기 때문에, 주민에게 큰 불안을 주었었다.

IT기업들이 모여 있는 실리콘 밸리에서 일어났기 때문에 「IT 오염」이라고 하며, 유기용제의 트리클로로에틸렌, 테트라클로로에틸렌 등을 세정제로서 사용하고 있는, 반도체 공장이 오염원으로서 특정되었다.

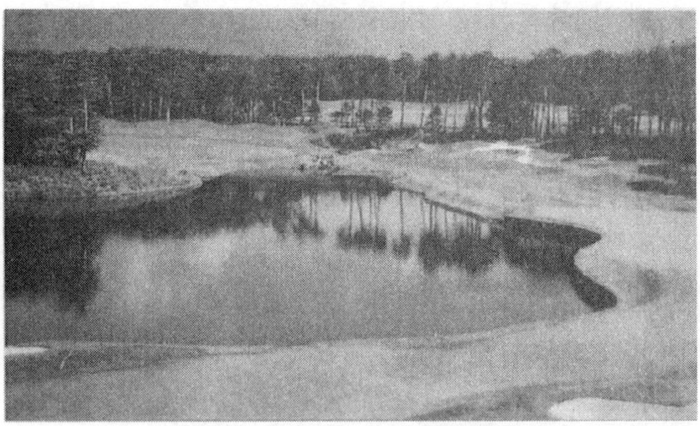

골프장에서 살포되는 농약도 오염원

일본에서도 1981년에 당시의 환경청이 전국 15개 도시에 있는 천정호 1,083개, 심정호 2,770개에 관해서 지하수 조사를 실시한 결과, 트리클로로에틸렌, 테트라클로로에틸렌, 1.1디클로로에틸렌 등의 유기용제 성분이 기준을 넘고 있는 것으로 판명되었다.

유기용제는 반도체 공장뿐만 아니라, 세탁소, 도장, 도금 등의 공장에도 많이 사용하고 있기 때문에, 전국적인 오염의 확산이 우려되고 있다.

한편, 도회로부터 떨어진 공장배수에 의한 오염이 없는 지역의 수돗물에도 문제가 있었다. 고도성장 시대에 접어들면서 자연환경 조건이 될 산과 들이 골프장이 되어, 넓은 잔디에 자란 잡초를 제거하기 위해, 제초제 등의 농약이 살포되고 있다. 그 농약이 땅속으로 침투하여 지하수를 오염시키거나, 하천으로 흘러들어가 수원을 오염시키는 「농약오염」이라는 문제가 되었다.

제초제, 살충제, 살균제 등의 농약은 통상 검출되는 농도는 낮지만, 많이 사용하는 봄부터 여름에 걸쳐 농도가 높게 되며, 제초제 중에는 염소와 화합하여 독성이 강한 물질을 합성하는 것도 있다.

트리할로메탄 이외에도, 유기용제나 농약 등이 유해 물질로 차례로 분명히 밝혀졌으며, 사람들의 수돗물에 대한 불안이나 불신은 한 단계 깊어져, 수돗물은 「위험한 물」이라는 인상을 누구나 가지게 되었다.

3. 수돗물에 포함되어 있는, 어떤 물질이 「위험」한가?

근대 수도가 100년 정도 전에 탄생한 이래, 수도 사업자에 있어서 제일의 목적은, 안전한 음료수의 공급이었다. 안전한 물은 전염병의 원인이 되는, 살아있는 세균이 포함되지 않아야 함으로, 이 때문에 염소에 의한 세심한 살균이 행해져 왔다. 그러나 트리할로메탄 소동 이후, 발암성 물질이라는 번거로운 물질에 대처하지 않으면 안 되었다. 게다가 이것이 안전을 지키는 유일의 수단이라고 할 수 있는 염소에 원인이 있으므로, 그 해결의 실마리는 한층 찾아보기 어렵게 되었다.

∴ 트리할로메탄으로 암은 발생하는가?

콜레라균, 이질 등으로 발생하는 수인성 전염병의 경우, 병원균이 물에서 검출되었다면 염소를 투입함으로써, 발병을 완전하게 방지할 수 있다. 그렇지만 트리할로메탄과 같은 발암성 물질 생성으로 이러한 명쾌한 대응은 좀처럼 하기 어렵게 되었다.

가장 큰 이유는 어느 정도 양의 트리할로메탄을, 어느 정도 기간동안 음용수로부터 계속해서 마실 경우 암이 발생하는 것일까에 대한 확실한 데이터를 얻을 수 없기 때문이다. 트리할로메탄의 농축액을 쥐에 투여하여, 암 발생이 확인되었지만, 실제로 이러한 높은 농도가 수돗물에 포함된 것은 없다. 그렇지만 저 농도에서 실험하면, 100만 마리 중 2, 3마리가 발병하는 정도이기 때문에, 그렇게 대규모적인 실험을 수행하는 것도 어렵다.

여기서 실험데이터를 분석하여, 인간에게 적용해서 기준치를 산출한 것이지만, 데이터의 해석방법이나 처리 방법에 의해 상당히 불규칙한 분포가 나타난다. 세계 보건기구(WHO)에서는, 미국에서의 동물 실험을 근거로, 1976년에 음료수 가이드라인을 정했다.

트리할로메탄 중에서 가장 문제가 되는 클로로포름의 기준을 1리터당 0.03mg으로 정하고, 총 트리할로메탄의 기준은 표시하지 않았다.

또 미국 환경청(USEPA)은 1979년, 수돗물중의 트리할로메탄의 최대 오염농도를 0.1mg 결정해 고시했다.

그렇지만 WHO는 1993년에 기준을 고쳐, 신 기준에는 클로로포름을 0.2mg으로 큰 폭으로 완화했다. 이때 총 트리할로메탄의 기준도 정했지만, 이것은 USEPA와 같이 0.1mg으로 했다. 미국 이외에서는 총 트리할로메탄의 기준치가, 일본이 미국과 같이 0.1mg, 캐나다 0.35mg, 독일 0.025mg으로 나라마다 상당한 차이를 나타내고 있다.

수돗물의 리스크 요인

문제점	문제가 되는 물질	발생요인
이취 · 미	곰팡이냄새, 조류취, 비린내 등을 발생하는 조류	댐, 호소수 등의 수원이 되는 수역의 부영양화
소독 부생성물	클로로포름, 브로모포름 등의 트리할로메탄	정수공정에서 사용되는 염소와 유기물이 반응하여 발암성 물질이 생성된다.
화학물질 오염	트리클로에틸렌, 테트라클로로에틸렌등의 유기화학물질	IT관련 공장이나 클리닝 공장 등에서 사용되는 용제, 세정제에 포함되어, 그 배수가 원인
농약 오염	제초제, 살충제, 살균제로서 사용되고 있는 시마진, 치우람 등의 농약	논밭, 과수원, 골프장 등에서 사용되는 농약이 원인. 발암성이나 내분비 환란 작용이 문제가 된다.

숫자만 나열하면 위험한가, 안전한가를 알 수 없지만, 0.1mg의 트리할로메탄을 포함한 물을, 평균 체중의 사람이 1일 2리터를 평생 동안(약 70년) 계속해서 마실 경우, 10만 명에 한 사람의 비율로 발암성의 가능성이 있다고 하는 것이다. 복권에 당첨되는 것보다 가능성이 낮지만, 10만 명에 한 사람이라도 역시 불안하다고 느끼는 사람이 많이 있다.

여기에 대해 담배 리스크는, 10만 명중 200~500명, 맥주를 마셔도 10만 명중 2명이라는 데이터도 있으며, 수돗물의 리스크는 결코 높지 않다고 코멘트 하는 사람도 있다. 단 수돗물은 기호품과 달라, 아무래도 매일 마시지 않으면 안 되는 것이기 때문에, 절대로 제로로 하지 않으면 안 된다고 하는 반론도 있다. 어느 것이라도 일리는 있다고 생각되지만, 현실적으로는 트리할로메탄 종류는 대기나 식품에도 포함되어 있으며, 마시는 물만을 제로로 해도 안전, 안심하다고 할 수는 없다.

트리할로메탄도 우리 주위에 다수 존재하는 발암성 물질의 하나로서, 과도한 리스크의 정보에 유혹되지 않고, 냉정하게 대응하는 편이 좋을 것이다.

소독용의 염소도 위험한가?

수돗물을 맛없게 하는 석회 냄새의 원인이 되는 염소가, 발암성 물질을 만드는 것으로 밝혀져, 마시는 물의 안전을 지키기는 커녕 위험 물질로 알려지게 되었다. 그 여파를 받아 염소 그 자체의 독성도 문제가 되어, 염소의 사용에 반대하는 사람 중에는, 「국가는 국민에게 독이 든 물을 마시게 하고 있다.」라고 하는 극단적인 주장을 하는 사람도 있다.

현재 정수장에서 주로 사용되고 있는 것은 차아염소산 나트륨으로, 강한 산화 작용을 하고 있기 때문에, 암모니아성 질소나 유기물 산화에 사용되고 있다. 또 산화에 의해 활성산소가 생기지만, 이것이 세균이나 미생물의 호흡계 효소를 파괴하여, 세포의 동화작용을 정지하는 작용을 하기 때문에, 살균제로서 소독용에 사용되고 있다. 인간의 몸도 세포로 구성되어 있기 때문에, 그 작용을 파괴하는 염소는 인간에게 있어서도 유해하지 않을까라고 생각한다.

수돗물을 넣은 수조에 금붕어를 넣게 되면 죽게 되며, 정수기를 판매하는 세일즈맨 중에는, 「건강에 해가 되는 염소는, 정수기로 제거하는 것이 좋다.」라든지 「산화로 활성산소가 만들어지기 때문에, 이 정수기는 이것을 환원하는 작용이 있다.」라고 설명하는 사람도 있어, 일반 사람은 염소도 두렵다고 생각한다.

여기서 염소를 사용하지 않는 살균 방법으로서, 오존이나 자외선 등에 의한 처리 방법도 생각되어지고 있다.

오존은 고도 정수처리를 도입하고 있는 정수장에서는 이미 채용되어, 석회 냄새도 물론 없애며, 곰팡이 냄새 물질이나 오염을 분해하여 물도 맛있게 하고 있다. 게다가 트리할로메탄의 발생도 없으며, 염소 대신에 소독법으로서 기대되고 있다. 잔류성이 없기 때문에, 염소처럼 정수장을 출발하여 가정까지, 오랜 살균 효과를 지속시킬 수는 없다.

수돗물 중의 잔류염소 농도는, 1리터당 0.1mg으로 되어 있지만, 이것은 살균 효과가 있으며, 동시에 인체에는 해가 없는 농도로 결정된 것이다.

이 이상의 농도가 되는 것도 있지만, 잔류염소는 마셔도 입안의 음식물 등과 접촉하면 분해되어 불활성화 되기 때문에, 급성 독성의 면에서 건강에 대한 영향은 없다. 또 만성 독성에 관해서도, 100년 이상의 수도의 역사 중에서, 염소에 의한 장해는 보고된 것이 없기 때문에, 우선 염려는 없다.

염소가 사람의 건강에 미치는 마이너스 면에, 수인성 전염병을 방지한다는 플러스면을 저울질하면, 플러스 면이 훨씬 크기 때문에 염소가 사용되고 있는 이유이다.

⁂ 아직도 존재하는 트리할로메탄 이외의 발암성 물질

트리할로메탄처럼 정수 공정에서 생성되는 발암성 물질과 다르며, 수원이 되는 하천이나 지하수에 혼입되고 있는 것이 많다. 이들이 흘러가는 발생원은 주로 공장이나 골프장으로, 여기서 사용되고 있는 세정제나 농약에 포함되어 있는 약품 중에도 발암성의 것이 많다.

반도체 제조공장이나, 클리닝공장 등에서 세정제, 용제로서 넓게 사용되고 있는 트리클로로에틸렌, 테트라클로로에틸렌 등의 유기 염소계 용제가 대표적인 것이다. 물과 혼합되지 않는 기름을 잘 녹이기 위해, 기계 · 전자부품의 세정제나 드라이클리닝의 용제로서 빠질 수 없는 것이다. 독성이 강하며 침투성도 강하기 때문에, 배수를 흘러 보내면 땅속으로 침투하여, 지하수를 오염시켜, 정호수로부터 검출된 예가 많이 있다.

이들 물질이나 분해물에는 만성독성이 있다고 인식되어, 암 외에 폐, 간장에 장해를 일으킬 가능성이 있기 때문에, 전량 폐기를 결정한 제조회사도 많다. 이 외에 유기용제나 세제에 사용되고 있는 화학물질로서 1, 2-디클로로에틸렌, 디클로로메탄, 시스-1, 2 디클로로에틸렌, 벤젠, 1, 4-디옥산, 사염화탄소 등이 있다. 이들도 발암성 물질로 되어 있지만, 사람의 발암 리스크는 낮으며, 수돗물에서 검출된 예는 적다.

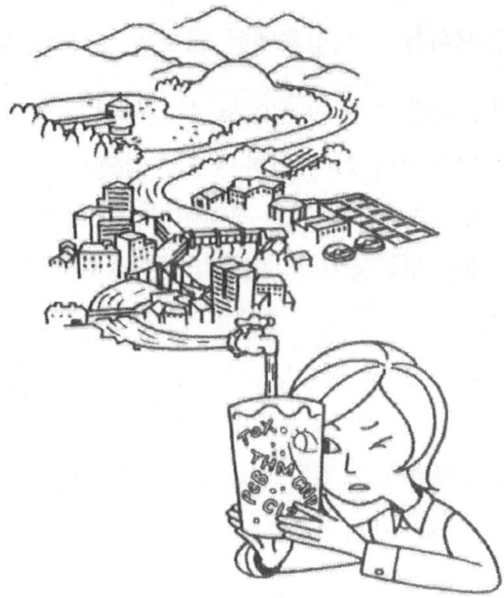

「잘모르겠지만, 수돗물은 위험한 것이 가득 있는것 같다.」

1984년 동경도 수도국이 수돗물에서, 최고 0.074ppm의 제초제(CNP)성분을 검출한 것 외에, BHC, 시마진(Simazine-CAT), 옥시디아존(Oxidiazon) 등 5종의 농약 성분이 검출되어, 수돗물도 농약에 오염되어 있는 것이 분명해졌다. 농약은 잔류하여 장시간 효과가 지속되고, 분해되기 어려운 성질을 가지고 있으며, 독성도 장기간 지속되기 때문에 상당히 번거롭다. 수돗물에 포함되어 있어도 오염 농도는 낮으며, 급성독성의 가능성은 없지만, 미량의 농약이 원인이 되는 발암성이나, 변이원성, 유전독성, 기형성, 생식독성이 문제가 되었다. 1996년, 니이카타 대학의 야마모토(山本正治)교수 연구 그룹은 현 내 주민들의 담낭(쓸개)암의 다발이, 제초제(CNP)에 의한 수도 원수 오염과의 사이에 인과관계가 있는 것을 분명하게 밝혔다.

그 내용을 검토한 당시의 후생성은, 1997년 3월에 제초제(CNP)의 수질 규제치를, 1리터당 0.1㎍으로 정하여, 실질적으로 사용 금지 조치를 취했다.

독성이 강한 농약 중에는 이처럼 사용 중지가 된 것도 많지만, 저 독성으로 분류된 유기인계 농약에도 환경 호르몬으로 작용한다는 문제가 제기되기 시작했다.

이들은 내분비계에 영향을 미쳐, 발암성이나 유전독성, 기형성, 생식독성, 알레르기의 원인이 된다고 생각되어진다. 또 유기인계 농약이 하천에 유입하여, 그 물을 정수장에서 염소처리하면, 독성이 백배에서 천배까지 강하게 되는 것으로 나타났다.

농약은 생물을 죽이는 것이 목적인데, 살충제계의 농약은 신경전달 물질인 아셀코린을 분해하는 효소의 작용을 방해, 호흡장해를 일으키게 된다.

또 제초제에는, 광합성이나 에너지 대사를 저해하여, 잡초가 자라지 않게 하도록 생리작용을 교란하는 기능이 있다. 이것은 사람에 대해서도 같은 영향을 줄 수 있으며, 미량이라고 해도 이용자에게는 큰 불안을 일으키게 하는 물질이다.

♣ 수도 급수관의 재질에도 문제가……

정수장에서 처리된 수돗물은, 수도관을 통해 가정까지 배달되며, 여기서부터는 가정에 설치된 수도 급수관에서 수도꼭지까지 물을 보내고 있다. 결국 물은 장시간, 관속을 흐르거나, 멈추거나 하면서 가정에 전달된다. 그 사이 관의 재질이 물에 녹아 나오거나, 철관이라면 적갈색의 녹물이 나올 수도 있고, 석회냄새가 심하게 난다.

적갈색 물의 주성분은 철분이기 때문에, 건강에 대한 영향은 없지만, 재질의 종류에 의해서는, 발암성 물질, 환경호르몬 등이 용출하기 때문에 묵과할 수가 없다.

수도본관의 재질은 주로 철이며, 현재는 닥타일 주철관이 가장 많이 사용되고 있다. 철은 녹슬기 쉽기 때문에 내측에 도장을 하였지만, 이전에는 콜타르나 아스팔트 에나멜로 피복하였다. 그 후 발암성이 문제가 되어, 현재는 튼튼하고 안정성이 높은, 에폭시 수지로 교체되었다.

그러나 에폭시 수지나 Polycarbonate 수지 등의 원료로 사용되는 비스페놀A가 수돗물에서 검출되어, 수도관으로부터 용출하는 의혹이 나오고 있다.

이 물질에 관해서는, 동물 실험으로 수컷 생쥐의 정자 감소가 확인되었기 때문에, 소위 환경호르몬으로 밝혀져, 환경단체 등이 사용 중지를 요구하고 있다. 수도 본관으로부터 가정 측으로 끌어들인 급수관의 재질로는, 폴리에틸렌, 철, 동, 아연, 염화비닐 등이 사용되고 있다.

종류도 많고, 재질도 여러 가지이지만, 내구성이나 시공의 용이함, 가격 등으로 선택되어져, 안전성은 그다지 고려되지 않고 있다.

연화비닐은 원료가 되는 Monomer로 발암성이 있으며, 내열성의 염화비닐관은 안정제로서, 독성이 강한 디 부틸 주석 화합물이 사용되고 있기 때문에, 온수가 흐르면 성분이 용출하는 것 등이 지적되고 있다.

단 수돗물 중에 용출하고 있다고 보여 지는 물질의 농도나, 사람의 건강에 대한 영향에 관해서는 정확한 데이터는 적다.

급수관의 재질과 건강과의 관계에서 가장 문제가 되고 있는 것이 연관이다. 납이 체내에 들어오면, 간장, 신경장해 등을 일으키기 때문에, 예전에는 화장품 등에 사용되었지만, 지금은 직접 신체에 접촉되는 것에는 사용하지 않고 있다. 그것이 왜 음료수에 관계되는 급수관에 사용되고 있는가 의문을 느끼는 사람도 많을 것이다.

이것은 유럽에서 수도가 만들어 졌을 때, 내구성이 있는 재질로 녹지 않는 연관을 급수관으로 선택되었다. 일본에서도 이것을 본떠서 연관을 수도에 채용했지만 용출하지 않아야 할 납이 수돗물에서 검출되어, 큰 문제가 되었다. 원인은 수질의 차이로, 유럽처럼 경수에서는 녹지 않지만, 일본은 연수이기 때문에 금속을 녹이는 힘이 상당히 강하여, 납이 녹아 나오는 이유이다. 수돗물에 녹아있는 양 자체는 미량으로, 마셔도 바로 건강에 영향이 있다고는 말할 수 없지만, 장기간 계속해서 마실 경우, 체내에 납이 축적하여, 중금속에 의한 장해로 일으킬 염려가 있다.

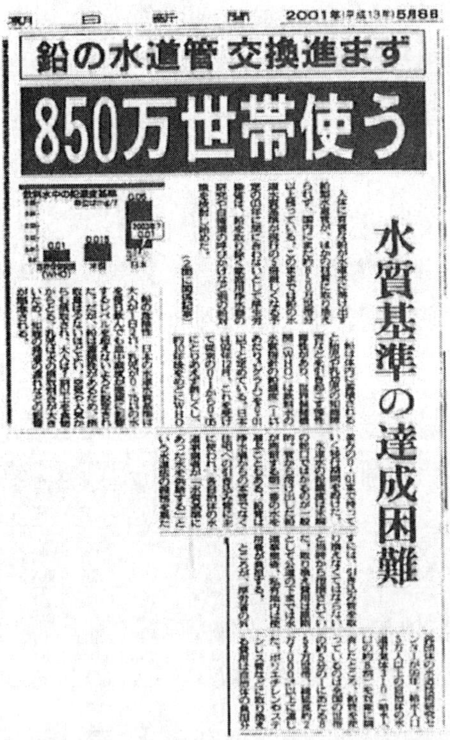

2001年(平成13年)5月8日

鉛の水道管 交換進まず

850万世帯使う

水質基準の達成困難

납 수도관 문제를 취급한 신문보도(2001. 5. 8. 朝日新聞)

수도국에서는, 급수관의 일부로 사용되고 있는 연관의 교체를 진행하여, 현재는 대부분이 교환되었다. 단 수도국이 교체한 것은, 각 가정의 택지 내 1m 정도에 있는 제1 지수전까지로, 이보다 내측은 이용자의 부담이 되기 때문에, 공사비나 수속의 문제로부터 교환이 그다지 진행되고 있지는 않고 있다.

음용수의 리스크를 어떻게 생각하는가?

수돗물에 포함되어 있고 건강에 해를 미치는 물질을 정리해 보면,

① 소독 부생성물=소독용 염소가 수중의 유기물과 반응하여 생성하는, 클로로포름, 디브로모클로로메탄 등의 트리할로메탄이라는 부생성물로, 발암성이 확인되고 있다.

② 유기화학물질=트리클로로에틸렌, 테트라클로로에틸렌 등의 용제, 세정제로서 사용되고 있는 화학약품으로, 발암성이 인정되고 있다.

③ 농약=골프장이나 밭에 살포된 제초제, 살충제, 살균제는 종류가 많지만, 그 중에는 독성이 강하여 위험한 것이 있으며, 농약끼리 서로 혼합되어 복합오염의 원인이 되고 있는 것도 있다.

④ 금속・무기물류=비소, 불소, 크롬, 셀레늄 등 만성적인 독소를 나타내는 물질로, 지하수중으로부터 검출되었다. 또 납, 비스페놀A, 디부틸주석 화합물 등은 급수관의 재질이나 도료가 녹아나오기 때문에, 발암성이나 환경호르몬으로서 문제시 되고 있는 것도 있다.

수질기준(건강 항목)과 수돗물의 검사 결과

분 류	항 목	기준치	요코하마 시 수도의 검사치	
			최 고	최 저
미생물	일반세균	100개/mL 이하	1	0
	대장균군	검출되지 않을 것	불 검출	불 검출
중금속	카드뮴	0.01 mg/L 이하	0.000	0.000
	수은	0.0005 〃	0.0000	0.0000
	세렌	0.01 〃	0.000	0.000
	납	0.01 〃	0.001	0.000
	비소	0.01 〃	0.000	0.000
	6가 크롬	0.05 〃	0.000	0.000
무기물질	시안	0.01 〃	0.000	0.000
	질산성 질소 및 아질산성 질소	10 〃	1.91	0.64
	불소	0.8 〃	0.08	0.02
유기물질	4 염화탄소	0.002 〃	0.0000	0.0000
	1,2-디클로로에탄	0.004 〃	0.0000	0.0000
	1,1-디클로로에틸렌	0.02 〃	0.000	0.000
	디클로로 메탄	0.02 〃	0.000	0.000
	시스-1,2-디클로로에틸렌	0.04 〃	0.000	0.000
	테트라클로로에틸렌	0.01 〃	0.000	0.000
	1,1,2-트리클로로에탄	0.006 〃	0.0000	0.0000
	트리클로로에틸렌	0.03 〃	0.000	0.000
	벤젠	0.01 〃	0.000	0.000
소독부 생성물	클로로포름	0.06 〃	0.028	0.001
	데브로모클로로메탄	0.1 〃	0.004	0.000
	브로모디클로로메탄	0.03 〃	0.009	0.001
	브로모포름	0.09 〃	0.000	0.000
	총트리할로메탄	0.1 〃	0.039	0.002
농 약	1,3-디클로로브로펜	0.002 〃	0.0000	0.0000
	시마진	0.003 〃	0.0000	0.0000
	치우람	0.006 〃	0.0000	0.0000
	티오벤칼브	0.02 〃	0.000	0.000

(유기물질은 정수장 출구에서의 값. 기타는 시내의 급수전에서 샘플링: 요코하마시 수도국 수질과 2003년도 조사자료로부터)

이들 물질이 사람의 건강에 미치는 영향은, 주로 발암성이나 만성독성이다. 예로서 마셔도 「한번으로 죽는다.」라고 하는 급성의 것은 아니며, 평생 계속해서 마셔도 암이 발생하는 것은, 10만명에 한 사람 정도의 확률이 되고 있다.

「주위는 리스크가 가득하기 때문에, 마시는 물만 제로로 해도 그다지 의미는 없다.」라고 생각하는 사람도 있으며, 「매일 마시기 때문에, 절대로 제로로 하지 않으면 안심해서 살 수 없다.」라고 하는 사람도 있다.

마시는 물의 리스크를 절대 제로로 하고 싶다는 사람이 미네랄워터나 정수기를 구입한다고 생각한다. 리스크를 배제하는 수단으로서, 이들 「맛있는 물 상품」은 과연 그 기대에 충분히 대응할 수 있을까. 이것에 관해서는 제 3장, 제 4장의 각 항목 중에서, 상세히 검증해 보고 싶다.

4. 빌딩이나 아파트의 물에는 어떤 문제가 있는가?

가정 내의 수질관리는, 개인의 자기 책임

수돗물의 수질 오염은, 「수도법」에 정해진 기준으로부터, 안심하게 마실 수 있도록 수도국이 관리하고 있지만, 한번 부지 내에 들어오면 거주자, 빌딩 혹은 아파트의 관리자 책임이 된다.

단독주택의 경우는 정수장으로부터 송수된 수질 그대로지만, 빌딩이나 아파트의 경우 저수조에 일단 저장한 뒤 다시 옥상에 설치한 수조에 펌프로 끌어 올린다. 거기서 자연유하로 각 층에 급수하기 때문에 수조가 오염되어 있으면 비위생적이며 맛없는 물을 주민은 마시게 된다.

도시에서는 이러한 저수조 방식의 수도를 사용하고 있는 사람이 많으며, 동경도 내에는 약 22만 건의 저수조 수도가 설치되어 있다. 동경도 수도국의 조사에 의하면 이용하고 있는 사람의 60%이상이 「수돗물이 맛이 없다.」「수돗물에 불만과 불안이 있다.」로 대답하고 있다. 구체적으로는 「불쾌한 냄새가 난다.」「녹 냄새가 있으며, 철분이 섞여있다.」라는 맛과 냄새에 관한 것이 많다. 수질조사를 해 보면, 일반세균이나 있어서는 안 되는 대장균이 검출된 예도 있다.

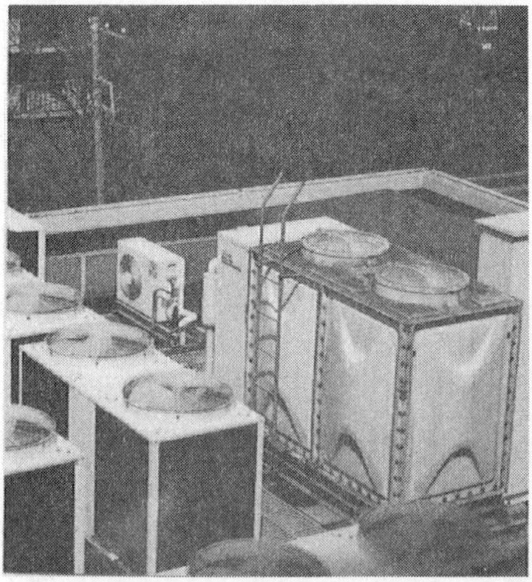

옥상수조

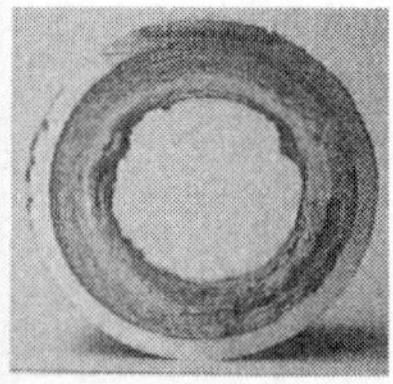

오염물질이
내부에 부착한
급수관

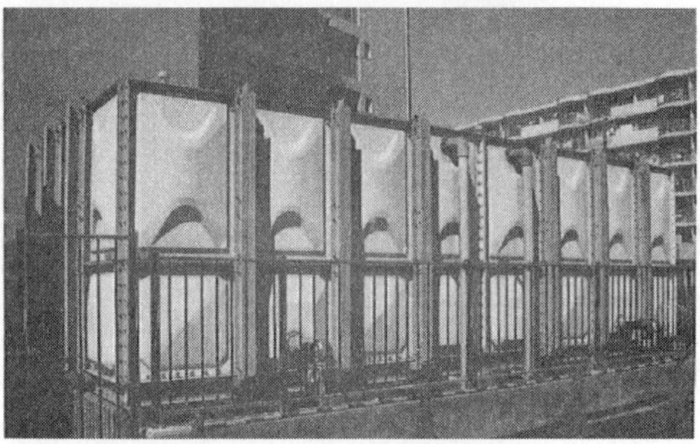

저수조

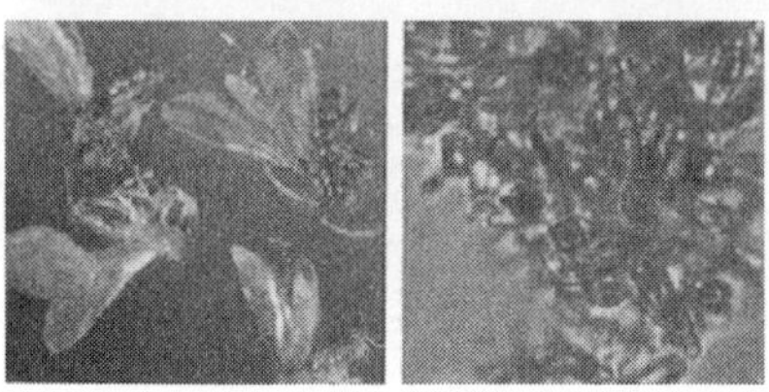

수조에는 벌레나 조류가
혼입하고 있는 것도 있다.

저수조의 관리가 나쁘면 지상이나 지하에 있는 저수조, 옥상에 설치된 수조에 조류나 세균이 번식하거나, 내부가 오염되어 먼지가 쌓일 수 있으며, 녹이 발생하거나, 썩는 냄새가 나는 등 물이 탁해지는 문제가 발생한다.

특히 지하식의 저수조에서는, 옆에 있는 오수조의 물이 균열된 벽으로부터 스며들어 대장균 등의 병원성 미생물에 의한 발열, 복통, 설사가 발생한 예도 있다. 또 옥상에 설치된 수조의 뚜껑이 벗겨져, 비둘기의 노폐물이나 바퀴벌레, 쥐 등이 들어 있는, 극히 비위생적인 예도, 보고되고 있다.

수조는 강철제가 많지만, 최근 증가해온 FRP(글라스 섬유 강화 플라스틱)의 수조에서는, 태양 광선을 통과시키기 때문에, 조류가 번식하기 쉬운 환경이 된다. 세균이나 조류는 염소소독으로 사멸되지만, 저수되고 있는 중에 잔류염소가 감소하여, 살균력이 약해지기 때문에 이들 증식이 진행되는 이유이다.

이러한 비위생적인 저수조를 없애기 위해, 후생노동성은 「간이 전용수도」로 평가하여, 저수조, 옥상에 설치한 수조의 정기적인 점검, 청소를 의무화하고 있다.

그러나 기본적으로는 빌딩이나 아파트의 소유자, 관리자에게 그 관리가 위임되어있기 때문에 반드시 철저하게 확실히 행해지고 있다고는 말할 수 없는 것이 현상이다.

♣ 저수조의 관리는 어떻게 되고 있는가?

빌딩이나 아파트에 저수조를 설치하여 건물 내에 수돗물을 보내는 경우, 그 설치자는 「수도법」의 규정에 장관의 지정을 받은 검사기관에 의뢰하여, 1년 이내마다 정기 검사를 받는 것이 의무화 되어 있다.

동시에 수조 내의 청소도, 정기적으로 행할 필요가 있다. 검사는 수돗물의 수질기준 항목에 준하여 행해지지만 「빌딩위생관리법」의 적용을 받은 건물의 수질검사는, 6개월에 1회 행하는 항목과, 1년에 1회 행하는 항목으로 정해져 있다. 6개월에 1회는 일반세균, 대장균군, 납, 질산성질소 및 아질산성 질소, 아연, 철, 동, 염소이온, 증발잔류물, 유기물, pH, 맛, 냄새, 색도, 탁도 등의 항목이며, 1년에 1회는 클로로포름, 디브로모클로로메탄, 브로모디클로로메탄, 브로모포름, 총트리할로메탄 등으로 되어 있다.

검사가 의무로 되어 있는 이상, 수질 검사를 게을리 한 경우 「100만 엔 이하의 벌금에 처한다.」라고 규정하고 있다. 그렇지만 물에 의한 감염으로 병이 발생한, 원인이 저수조의 관리 부족이라는 특정된 것 같은 경우, 이외에는 벌금이 적용되는 예가 없다. 또 유효용량이 $10m^3$ 이하의 작은 저수조라면 법률이 적용되지 않고, 정기수검이나 청소를 게을리 해도, 처벌되는 것은 없다.

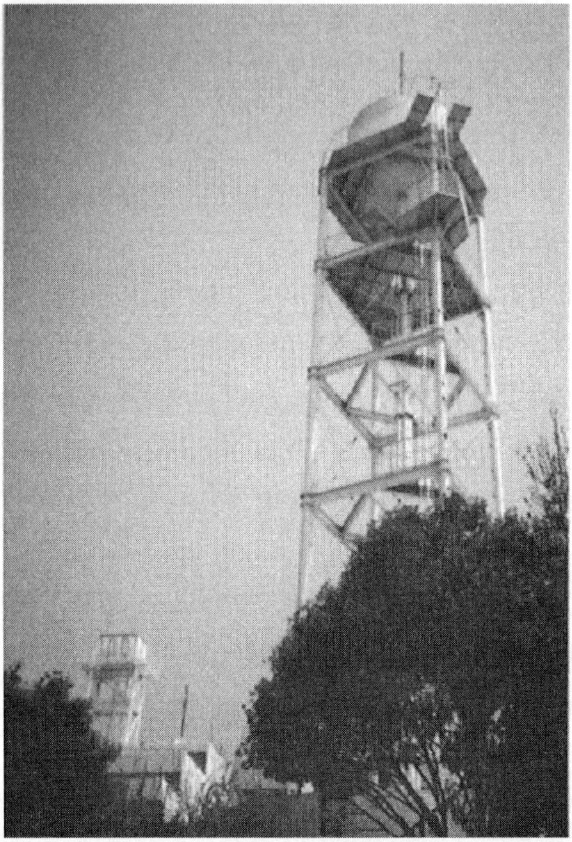

어느 아파트에도 옥상에 저수조는 있지만 이들 관리 상태는?

빌딩이나 아파트에서의 먹는 물이 위생적인가 어떤가는, 소유자나 관리자가 임하는 자세에 따라 크게 달라질 수 있다. 후생노동성의 조사에서는, 법률의 적용대상이 되는 시설의 수검율은 85%정도이다. 의무가 없는 $10m^3$ 이외에 관해서는 데이터가 없지만, 더욱이 수검율은 낮게 보고 있다. 저수조의 대소에 관계없이 거주자로서는 100%의 검사와 청소를 바라고 있지만, 실제 대부분 시설에서 생략되고 있어, 주민들은 오염된 비위생적인 맛없는 물을 마시고 있다고 할 수 있다.

빌딩이나 아파트에서의 물을, 맛있고 안전하게 마시기 위해서는

빌딩이나 아파트의 경우, 이용자, 소유자 및 관리자는 다른 사람인 경우가 많다. 소유자는 관리비를 될 수 있는 한 적게 내고 싶은 생각에, 연 1회 검사를 1년 걸러서, 경비를 절약하거나, 소유자로부터 요청을 받고 있는 관리회사가, 관리비만 받고 실제로는 생략하는 경우도 있다.

이처럼 절차를 생략하는 것이 일상적으로 행해진다면, 안전하고 맛있는 물은 도저히 바랄 수 없다.

아파트의 주인들은 정수기 이용자가 많지만, 세균이나 조류, 동물의 사체나 비둘기의 노폐물이 섞인 물을, 정수기로 여과해도 안심하고 마실 수 있는 것은 아니다. 여기서 우선 자신이 살고 있는 건물의 저수조나 옥상에 설치한 수조가 어떻게 관리되고 있는가, 조사해 볼 필요가 있다.

대형 아파트나 주택단지에서는 거주자의 조합이나 자치회가 있으며, 이 회원은 관리회사의 업무보고를 체크하도록 되어 있다. 그 때 정기적인 검사와 청소가 행해지고 있는가를 잘 확인하는 것이 중요하다. 청소는 일단 하고 있지만, 관리비를 절약하기 위해 수질검사까지는 하지 않는 관리회사도 있기 때문에, 공적기관에 의뢰한 검사 보고서의 제출도, 반드시 요구하는 것이 좋다.

또 저수조나 옥상에 설치한 수조의 뚜껑이 벗겨져 있지 않은가, 녹이나 새의 분비물로 외측이 오염되어 있지 않은가, 배수구에 붙어 있는 방충 네트는 파손되어 있지 않은가 등을 점검하는 편이 좋다.

또 1976년 이전에 세워진 건물의 저수조에는 지하식이 많다. 따라서 수조의 상부가 하치장, 기계실로 사용되어 기름이나 세제, 먼지가 들어오거나 옆에는 오수조가 있기 때문에 오수가 유입될 수 있다. 그러므로 오래된 건물의 경우에는 검사가 확실하게 행해지고 있는가 체크할 필요가 있다.

현재는 지하식 저수조는 금지되어 있으며, 이미 설치되어 있는 것도 지상식으로 교체하도록 지도가 행해지고 있다.

수도국의 관리 책임은 각 건물의 부지에 들어가기 전까지이므로, 지금까지는 건물 내의 수질관리에 관해서는 「당국의 책임은 없음」이라고 하는 자세였다. 그렇지만, 빌딩이나 아파트 주민의 증가로, 수도 수질 향상의 일환으로서 그 개선에 임하는 움직임도 나오고 있다.

동경도 수도국에서는 2004년 10월부터 「클린업 저수조」 프로젝트를 시작했다. 제1의 목표는 「저수조 수도를 청결하게 유지」로, 5년에 걸쳐 도내 약 22만 건의 저수조 수도의 점검 조사를 행하였다. 구체적으로는 설치환경, 관리상황, 수질 등의 점검조사를 행하여, 이상이 없는 경우는 조사했다는 증명을 발행하고, 미비한 경우는 설치자에 대한 지도와 이용자에 대한 정보제공을 행하도록 되어 있다.

제2의 목표는「직결 급수의 보급 · 확대」이다. 정수장에서 보내진 수압은, 지금까지는 건물의 3층까지 밖에 물이 도달하지 않았지만, 최근은 수압을 올렸기 때문에, 4, 5층 건물에도 수조를 설치하지 않고 직접 급수할 수 있도록 되었다. 또 보조 펌프를 설치하면, 그 이상의 층에도 물이 도달하기 때문에, 수도국에서는 저수조나 옥상에 설치한 수조를 통하지 않고 직접 각층에 물을 보내는, 직결급수로의 교체를 추진하도록 계획하고 있다.

빌딩이나 공동주택에서는, 환경이나 수질관리의 상황으로 물의 좋고 나쁨이 좌우된다. 안전하며 맛있는 물을 마시기 위해서는 다음 조건이 확인되어야 한다. 저수조 수도인가 직결급수인가, 수질검사, 청소가 1년 이내에 확실하게 실시되고 있는가, 수질시험은 행해지고 있는가, 등 거주자는 이같은 상황을 조사하여, 문제가 있는 경우는 소유자나 관리회사에 개선을 신청하는 것이 중요하다. 거주자가 저수조나 고치수조 내부까지 보는 것은 좀처럼 어렵기 때문에, 수도국에 의뢰하여 조사받는 것이 좋다.

한편 저수조 뿐 만아니라, 건물 내에 배치된 배수관 내에 물이 정체하고 있는 것이 많기 때문에, 배수관에 사용되고 있는 철이 산화하여, 붉은 녹이 되어 혼입되어「적수」가 나오기도 한다. 또 배관내측의 코팅도료가 서서히 녹아서, 수돗물이 섞일 수도 있으며, 연관이 아직 사용되고 있는 곳에는, 유해한 납 성분이 용출될 수 있다. 이러한 배관의 녹이나 용출 성분을 제거하기 위해서는 정수기를 이용하는 것도 하나의 방법이다.

이러한 빌딩이나 아파트의 물은, 수질이나 위생 면에서 단독주택에 비해 문제점이 많기 때문에, 실태를 파악하여 적절한 대응을 강구할 필요가 있다.

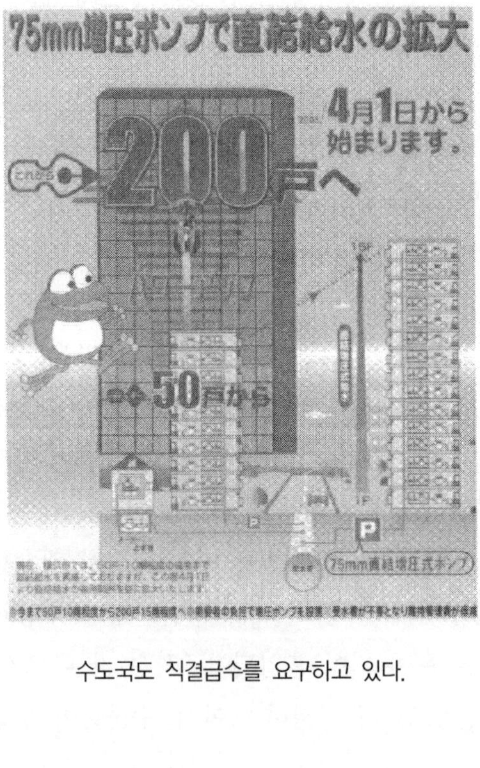

수도국도 직결급수를 요구하고 있다.

3장

미네랄워터를 검증한다

1. 미네랄워터는 어떤 물인가?

맛없고 안전성에 불안한 수돗물의 인기 하락에 반비례해서, 미네랄워터의 인기는 급상승했다. 수입품을 포함한 생산량도 1989년 약 12만kL이었든 것이 2003년에는 약 155만kL로서 14년간 실로 13배 가깝게 증가했다. 여기에 따라 시장에 투입된 상품도 증가하여, 현재 전국 어디에서나 외관 상품만으로도 200종류 이상의 상표가 판매되고 있다.

미네랄워터의 실상과 허상

이렇게 많다보니 대다수의 소비자는, 슈퍼나 식료품점, 할인점에 진열되어 있는 미네랄워터가 각각 어떤 성분이나 맛의 특징을 가지고 있는지도 모르고, 선택하는데 상당히 혼돈할 수 있다.

대충 봐서 알 수 있는 차이라고 하면, 대부분이 채수지명을 브랜드 명으로 하고 있다. 따라서 그 아름다운 자연환경 중에서 채수된 천연수라 생각하고, 청정하며 맛있다고 판단하여 선택하는 사람이 많을 것이다. 그러나 그것이 결코 바른 선택일까? 미네랄워터라고 하면 「미네랄 성분이 보통의 물보다 많이 포함된 몸에 좋은 물」로 생각하는 사람이 많다.

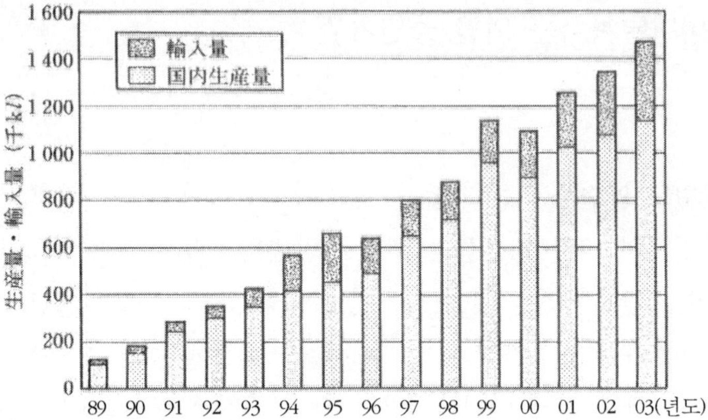

미네랄워터의 생산과 수입량의 추이

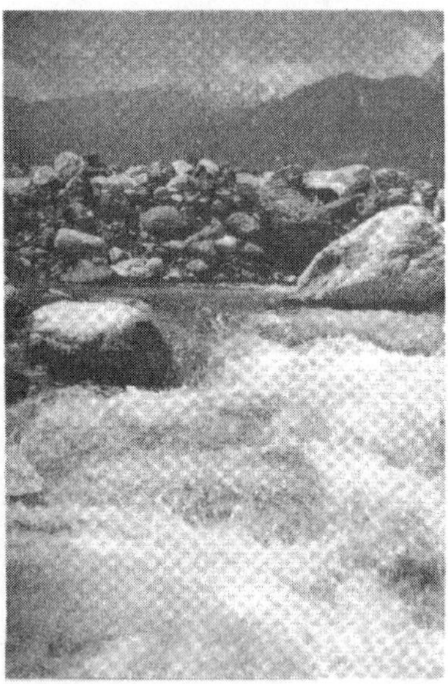

고산에 내린 비나 눈은 흘러내려가는 과정에서 토양에 의해 여과된다.

확실히 칼슘, 마그네슘, 칼륨, 인, 나트륨, 철 등의 필수 미네랄은 사람의 건강에 깊이 관여하고 있다. 이들이, 부족한 경우 여러 가지 장해의 원인이 되기 때문에, 영양소로서의 중요성이 주목되기 시작했다. 1993년에 책정된 영양 소요량 기준에는 칼슘과 철의 2종류 밖에 취급되지 않았던 것이 1999년 개정에는 마그네슘, 인 등을 더해 13 종류로 증가했다.

미네랄은 기본적으로는 음식물로부터 섭취하는 것이지만, 매일 마시는 물에도 포함되어 있는 편이 몸에 아주 좋은 것이다.

자연의 물 순환 중에, 미네랄워터가 어떻게 해서 만들어지는 것일까? 지상에 내린 빗물은, 땅속에 스며들어 지층 내부의 틈을 가득 채워 존재하고 있다. 침투하는 과정에서 토양이 물에 포함되어 있는 불순물이나 오염을 여과하고, 토양중의 미생물이 유기물 등을 분해한다.

이렇게 해서 깨끗하게 된 물은 지하 깊게 침투하여, 대수층에 지하수로서 축적된다. 대수층에도 지하수는 천천히 흘러, 여기서 지층의 미네랄 성분이 녹아들어, 미네랄워터가 된다.

「명수 100선」의 하나인 시즈오카현 후지산 기슭에서 솟아나는 카키타(柿田)하천의 용수는, 수질이 좋은 것으로 알려져 있지만, 그 탄생에 일본 제일의 신령스러운 신봉우리 후지산이 크게 관계되어 있다. 후지산은 거대한 모래와 자갈의 산이기 때문에, 산 정상에 내린 비나 눈은, 흘러내려가는 동안 이들 다공질의 사층에서 몇 번이나 여과되고 접촉한 암석의 미네랄성분이 녹아들어,

불순물이 적고 미네랄 성분이 많은 맛있는 물이 되는 것이다. 게다가 그 흐름은 극히 느리며, 산 정상에서 산기슭에 도달할 때까지, 50년에서 100년의 세월이 경과하고 있다고 보고 있다.

미네랄워터는, 높은 산에 내린 비나 눈이 흘러내리는 동안 토양이나 모래와 자갈을 통해 반복해서 여과과정을 거치며 만들어진다. 긴 세월 땅속에 체류하며 여과과정을 거치는 동안, 지층의 미네랄 성분이 녹아들어, 청청하며 미네랄 성분을 많이 포함한 물을 미네랄워터라할 수 있다. 미네랄워터의 명확한 정의는 없지만, 자연의 물 순환과정을 거쳐 생성된 물이라고 생각하는 것이 타당할 것이다. 따라서 천정호의 물이나, 지표에 있는 하천수, 호소수 등은 해당되지 않는다.

⁂ 「대자연의 물」 실제로는 가공한 브랜드 물

현재 시판되고 있는 미네랄워터의 원료가 되는 물을 조사해 보면, 다음의 5종류로 분류된다.

① 천정호 물=지하수로 비교적 얕은 정호로부터, 펌프에 의해 퍼 올려진 것이기 때문에 미네랄 성분도 적고, 지표수와 큰 차는 없다.

② 심정호 물=70m 이상의 깊은 정호로부터 펌프에 의해 퍼 올려진 지하수로, 정호의 어떤 지층에 따라 여러 가지 광물의 성분이 녹아 있다.

③ 용수=지하의 대수층에 있는 지하수가, 저절로 분출하여 지상으로 용출한 것이기 때문에, 수질도 좋고, 미네랄 성분이 풍부한 것이 많다.

④ 광천수=깊은 지층에서 저절로 분출하는 지하수로, 녹아 있는 광물의 성분에 의해, 특징이 있는 맛이나 성분을 가지고 있다. 수온이 25℃ 이상의 온천수도, 음용에 적합한 것은, 미네랄워터의 원료가 된다.

⑤ 복류수=하천수의 일부는 지중에 스며들고, 물을 통과하기 어려운 불투수층이나 암반을 따라 흐르고 있다. 이것을 복류수라 하는데, 이 물이 용출한 것을 채수하여 원료로 한 것이기 때문에, 수질의 면에서는 하천과 큰 차는 없다.

이처럼 원수로부터 본 경우, ②③④는 미네랄워터에 해당되지만, 다른 것은 단지 물이라고 생각하면 된다.

채수된 원수는 페트병에 담아 제품화되지만, 이들 규격으로서 농림수산성이 1990년에 정한 「미네랄워터 종류의 품질 표시 가이드라인」이 있다. 이것에 따르면, 일본에서 제조되고 있는 미네랄워터는 다음 4 종류로 분류된다.

① 내추럴 워터=특정의 수원으로부터 채수된 지하수를, 여과, 침전, 가열 살균한 것이기 때문에, 자연수에는 있지만 미네랄 성분이 거의 포함되어 있지 않는 것이 많다.

② 내추럴 미네랄워터=지하수 중, 지하에 체류 또는 이동 중에 무기염류가 녹아 있기 때문에, 일반적으로 미네랄 성분

은 많이 포함되어 있다. 처리에 관해서는 ①과 같다.

③ 미네랄워터=②와 같은 원료수를 여과, 가열 살균을 행한 후, 여러 가지 물의 원수를 혼합, 미네랄 성분의 조정을 행한 것이다. 자연수 그대로는 없으며, 처리나 가공을 더한 인공적으로 만들어진 물이다.

④ 병 생수= 수돗물, 하천수, 증류수, 순수 등의 음용에 적합한 물을 원료로 한 것이기 때문에, 미네랄 성분이 거의 포함되지 않은, 단지 병들이 물이다.

미네랄 성분이 포함되어 있다고 하는 것은 ②와 ③이 당연하지만, ③은 인공적인 가공이 실시되고 있기 때문에 문제가 있다. 결국 미네랄워터라고 부르는 것은 ②뿐이며, 시판되고 있는 상품 중에는, 미네랄 성분이 거의 포함되어 있지 않는 것, 가열처리나 혼합, 미네랄 성분의 첨가라고 하는 가공 처리한 것이 많으며, 결코 천연수 그대로는 없다는 것을 알아 둘 필요가 있다.

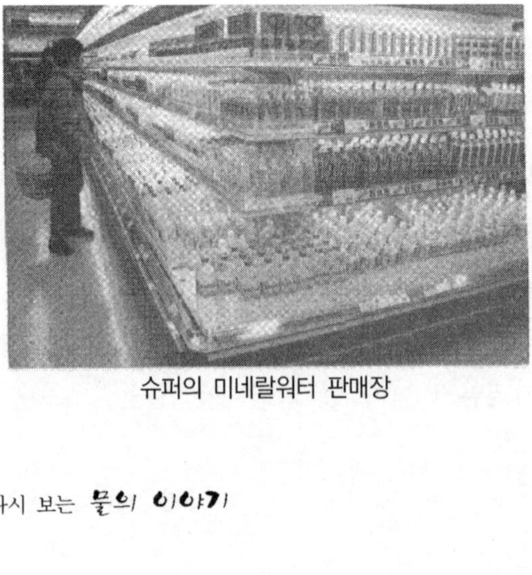

슈퍼의 미네랄워터 판매장

2. 미네랄워터는 몸에 좋은 맛있는 물인가?

맛있는 물과 맛없는 물, 물의 맛은 무엇으로 결정하는가?

「이렇게 맛있는 물은, 마셔 본적이 없다.」「이 물은, 맛이 없어 마실 수 없다.」 등으로, 사람은 흔히 말하지만, 물이 맛있다고 느끼는 것은, 개인의 감각이나 마실 때의 조건 등에 좌우되기 때문에, 그 이유를 과학적으로 설명하는 것은 상당히 어렵다.

물은 본래 무색, 무미, 무취의 액체로서, 특징이 있는 맛이나 냄새를 가지고 있지 않은 것이 본래의 모습니다. 그러나 완전히 혼합되지 않은 순수는, 무미건조하며, 문자 그대로 멋대가리 없는 물로서, 결코 맛이 없으며 몸에도 좋지 않다. 따라서 맛있는 물이라는 것은, 사람의 미각이나 취각에 불쾌감을 미치는 물질이 포함되지 않고, 맛있는 감을 느끼게 하는 물질이 적당하게 포함된 물이라고 할 수 있다.

그러면, 물을 맛 없게 하는 물질로서, 구체적으로 어떤 것이 있을까? 우선 들 수 있는 것이, 물에 불쾌한 냄새를 미치는 물질이다. 이들 물질은 석회 냄새의 원인이 되는 염소가 있고, 물 오염으로 증식한 미생물이 발생시키는 지오스민과 2-메틸이소보르네오르 등의 물질 혹은 산업폐수에 포함되어 있는 페놀류나 시크로헥실아민 등은, 곰팡이 냄새나 비린내를 느낄 수 있는 원인이 된다.

또 직접 물을 맛없게 하는 물질도 여러 가지 있지만, 대표적인 것으로서 철, 동, 아연, 망간 등의 금속류가 있다. 철분이 많이 포함된 물은, 쇳물 냄새와 함께 떫은맛을 느끼게 한다. 동, 아연, 망간 등도 물에 떫은맛이나 쓴맛을 나타낸다. 기타 나트륨(염분)도, 많으면 짠맛을 느끼며 「짠물」의 원인이 된다.

한편 물을 맛있게 하는 물질로서는 칼슘, 마그네슘 등의 경도 성분이 있다. 일본 물이 외국보다도 맛있다고 하는 원인의 하나는 경도이며, 일반적으로 유럽의 물은, 일본의 10배 이상이나 경도가 높은 경수로, 마셨을 때 자극적인 강한 느낌이 든다. 여기에 비해 일본의 물은 연수이기 때문에, 입에 부드럽고 상쾌한 느낌이 든다.

이 외에 물맛을 좌우하는 성분으로서, 증발잔류물이 있다. 이것은 칼슘, 마그네슘, 칼륨, 나트륨 등의 미네랄성분으로, 미네랄이 적당하게 포함되어 있으면, 물은 감칠 맛 나는 순한 맛이 된다.

미네랄워터는 이름 그대로, 증발잔류물을 적당히 포함한 물로서, 이 때문에 맛있다고 하는 것이다. 더욱이 탄산가스나 산소 등의 기체도, 물을 맛있게 하는 요소이며, 탄산가스(유리탄산)가 녹아 있는 물은 신선하며 상쾌한 맛이 난다. 또 이러한 물에는 일종의 독특한 산 맛이나 자극이 있다. 또 산소도 물에 신선한 느낌을 미치는 성분으로 산소가 포함되어 있지 않는 물은, 신선한 감이 없을 뿐만 아니라, 황하수소나 철분 등의 물을 맛없게 하는 물질을 동반하는 경우도 있다.

그리고 함유하고 있는 물질 만이 아닌, 수온도 맛을 좌우하는 중요한 요소이며, 일반적으로 차가운 물 쪽이 청량감이 있으며, 맛있게 느낄 수 있다. 구체적으로는 체온보다 15~20℃ 정도 낮은 물을 마신 경우 생리적으로 맛있다고 느낄 수 있다.

맛있는 물의 수질 요건

수질 항목	수 치	적 요
증발 잔류물	30~200mg/L	적당히 포함되어 있으면 감칠 맛 나는 순한 맛이 된다.
경 도	10~100mg/L	낮은 물은 자극이 없이 마시기 쉽지만 높게 되면 개성이 강하게 되며, 맛없다고 느끼는 사람이 많게 된다.
유리탄산	3~30mg/L	물에 상쾌한 맛을 미친다. 많으면 자극이 강하게 된다.
과망간산칼륨 소비량	3mg/L 이하	많으면 떫은맛이 느껴지며, 물맛을 상하게 한다.
취기도	3 이하	적을수록 좋다.
잔류염소	0.4mg/L 이하	석회 냄새의 원인이 되지만, 살균력을 유지하게 위해 필요.
수 온	20℃ 이하	15℃에서 10℃정도가 맛있게 마실 수 있다.

이러한 맛있는 물, 맛없는 물의 조건은 여러 가지로 들 수 있다. 맛있는 물의 기준을 극단적으로 숫자로 나타내면 편리하지만, 「맛있다.」「맛없다.」에는 개인 차이도 있으며 기준을 만들기는 상당히 곤란한 과제이다.

여기서 1984년에, 수도사업을 운영하는 당시의 후생성에서는, 수돗물이 맛없게 되었다는 불만에 대응하기 위해, 「맛있는 물 연구회」를 설치하여 가이드라인 작성에 착수했다. 이 연구회는 수질이나 요리 등의 전문가에게 위촉하여, 맛있는 물은 어떠한 물인가 등에 관해서 검토한 것이지만, 물의 맛은 개인의 감각이나 마실 때의 조건 등에 의해 미묘한 차이는 있지만, 맛있는 물의 수질에는 일정의 경향이 있는 것을 알았다.

그 검토 결과를 1985년에 「맛있는 물의 수질 요건」으로 정리하였다. 이 기준은 맛있는 물로는 쾌적하며 안심하고 마실 수 있는 것을 전제로 하였다. 여기서 물의 맛을 좋게 하는 요소를 7개 항목으로 나누어 그 기준치를 산출한 것이기 때문에 맛있는 물을 수치로 얻은 처음의 시도로서 주목되어, 현재에도 참고가 되고 있다.

미네랄이 풍부한 물인가? 맛있는 물인가?

물속에는 여러 가지 증발잔류물(미네랄)이 포함되어 있는데, 그 대표적인 것이 칼슘과 마그네슘이다.

이 두 가지의 합계 함유량을 나타내는 것이 경도이며, (칼슘량×2.5)+(마그네슘 량×4)의 계산식에 의해 산출한다. 경도 100 이하의 물을 연수, 100이상 200이하를 중 경수, 200이상을 경수라고 한다.

시판되고 있는 미네랄워터는 병의 뒷면에 붙어 있는 품질 표시에 대개 경도가 명시되어 있다. 예를 들면, 국내에서 채수되고 있는 「육갑(六甲)의 맛있는 물」의 경도는 약 84, 「남 알프스의 천연물」이 30인 것에 대해 수입품의 「에비앙」이 297, 「바이텔」이 649로, 경도에는 큰 차가 있다.

일본에서는 지하수에도 대부분의 지역이 연수이기 때문에 미네랄워터라고 하여도 경도 100이하로, 미네랄 성분을 그다지 포함하고 있지 않는 것이 많다. 이에 대해 유럽 등의 지하수는 경수이기 때문에, 대부분이 경도 200이상으로, 그 중에는 1000을 넘는 것도 있다.

미네랄 중에서도 특히 필요한 칼슘의 양을 보면, 경도 100의 미네랄워터를 1리터 마신 경우 섭취할 수 있는 양은, 30~40mg 정도이며, 1000에서는 300~400mg 정도로 보여진다. 성인의 1일 필요한 칼슘양은, 600mg 정도이기 때문에, 국내산의 것을 마셔 미네랄을 보급한다고 하면, 1일 20리터나 마시지 않으면 안 되는 계산이 된다.

한편 맛에 관해서는, 미네랄 성분이 그다지 포함하지 않는, 경도가 낮은 미네랄워터가 맛있게 느껴질 수 있다. 일반적으로 경도가 높으면 쓴맛이나 떫은맛을 느끼게 되고, 낮은 물은 자극이 없으며 가볍고 상쾌한 맛이라고 한다. 몸을 위해서라면 미네랄 성분이 많은 경수를 마시는 편이 좋지만, 미각 상으로는 미네랄을 그다지 포함되어 있지 않는 연수가 좋기 때문에 「몸에 좋다.」는 것과 「맛있다.」는 것은 아무래도 양립하지 않는 것 같다.

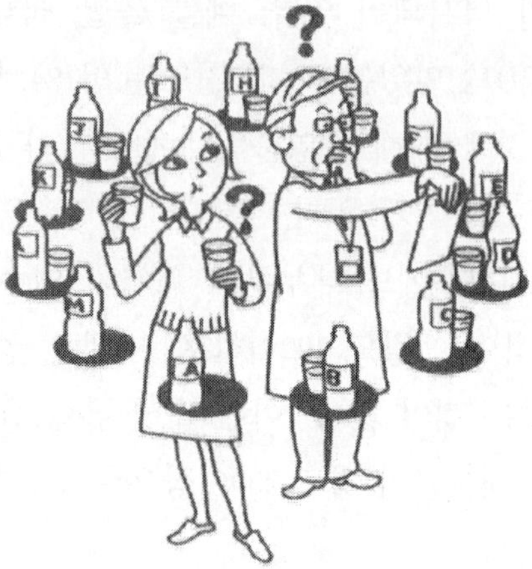

「물의 청취 시험」 물의 브랜드명을 맞추는 것은 의외로 어렵다.

「술 시음」이 아닌 「물 시음」 테스트에서 미네랄워터와 석회 냄새를 제외한 수돗물을, 주부들에게 시음하여 비교해 보면 그 양자를 식별할 수 있는 사람은 상당히 적다고 한다. 반대로 수돗물이 「맛있다.」라고 대답한 사람이 많으며, 수도국의 사람을 기쁘게 하는 결과가 되었다.

맛이 진한 요리나 자극이 강한 음료수 등에 길들여져 있는 사람의 미각은 민감하지 않고, 물의 미묘한 차이를 식별하는 것은 무리라고 할 수 있다.

또 사람은 태어 날 때부터 마시는데 적응되어 있는 물을 맛있다고 느끼는 경향이 있기 때문에, 일본인이라도 역시 연수가 입에 맞는 듯하다. 특히 미각이 예민한 사람, 철저히 물에 트집을

잡는 사람은 별도로 해도, 수돗물도 석회 냄새 등을 제거하면, 결국 맛있다고 만족할 수 있는 것은 아닐까?

미네랄워터라면 마셔도 안심한가?

2003년 9월에, 전국소비자협회 연합회의 회원 약 600명을 대상으로 행한, 음료수에 관한 조사를 하였다. 페트병 등의 물을 사는 이유로서 「마시는 물에 안심」 하기 위해, 「수돗물이 맛이 없다.」 「염소나 트리할로메탄 등의 제거를 위해」라고 했다. 이로 인해, 복수 회답으로 55% 가까이 높은 숫자를 나타내고 있으며, 수돗물의 맛이나 안전성에 불안을 느끼는 사람이 많은 것을 알았다.

「안전하며 맛있는 물」로 믿고, 다수의 소비자가 미네랄워터를 마시고 있지만, 반드시 모든 상품이 안전하다고는 말할 수는 없다. 1995년 9월에 일어난 이물 혼입 소동에서는, 미네랄워터에 곰팡이나 플라스틱 조각 등의 이물 혼입 이 계속해서 발견되어, 연일 신문이나 텔레비전을 떠들썩하게 했다. 동년 12월 중순까지 당시 후생성이 조사 집계한 바에 따르면, 국산품 13개 상표와 수입품 32개 상표 합계 45개 상표로부터 이물이 검출되었다.

이물의 내용은 미생물에 관계한 것으로는, 청곰팡이나 흑 곰팡이, 세균 덩어리 등이다. 고형물로서는 병 본체에 관계한 플라스틱 조각이나 뚜껑의 가시, 식물의 섬유 등이 확인되었다. 곰팡이나 세균 중에는, 그들 자신이 병원성을 가진 것이나 독소를 만들어 내는 것도 있지만, 발견된 것은, 병원성이나 독성을 가진 것은 없었다.

또 하얀 부유물이 물에 그저 모여 있는 것이 있지만, 이것은 녹아 있는 칼슘이나 칼륨 등의 미네랄 성분이 온도 변화 등에 의해 한데 굳어진 것으로 생각되지만, 이것은 건강에 유해한 것은 아니었다.

이 사건을 받아서 동경도의 식품환경 지도센터가 긴급감시를 행하였다. 국산, 수입품 131개 상표에 관해서 조사한 바, 약 16%가 「식품위생법」의 규격이나 기준에 위반하고 있는 것을 알았다. 이 경우도 특히 건강에 유해한 혼입물은 발견되지 않았지만, 제조공정이나 품질의 관리가 충분하지 않은 것이 밝혀졌으며, 미네랄워터의 안전 신화가 한꺼번에 흔들려, 매년 증가해 온 소비량도 96년에는 뚝 떨어지는 결과가 되었다.

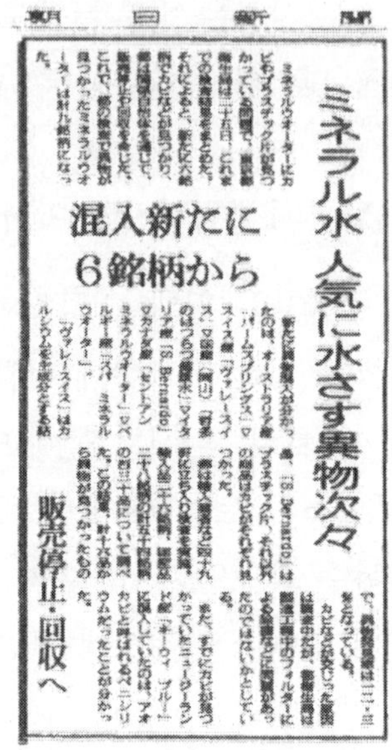
朝日新聞

ミネラル水 人気に水さす異物次々

混入新たに6銘柄から

販売停止・回収へ

미네랄워터 이물질 혼입을 보도한 신문(1999년 9월 26일 朝日신문)

미네랄워터 종류는 「식품위생법」에서는 「청량음료수」의 항목으로 분류되어, 그 중에서 성분규격, 제조기준, 보존기준이 정해져 있다. 성분규격 중에는 「침전물 또는 고형의 이물이 있어서는 안 된다.」라고 하는 규격이 있으며, 문제가 된 제품은 이 규격에 적합하지 않기 때문에 위반이 되었다. 위반으로 지적된 제품은 회수되어 폐기처분되었지만, 그 원인에 관해서는 메이커 측의 확실한 설명은 없었다. 그대로 마시는 물인 이상, 채수에서 제조, 병 채움, 유통에 이를 때까지의 제품 관리에 만전을 기하지 않으면 안심할 수 없지만, 문제가 된 제품은 제품 관리에 문제가 있었던 것이 분명하다.

미네랄워터 종류의 제조 기준에서는, 수돗물의 수질 기준에 해당하는 성분 규격이 있다. 일반세균, 대장균 등의 세균류와 카드뮴, 수은, 셀렌, 납 등의 중금속을 비롯하여 비소, 6가 크롬, 시안, 동, 망간, 질산성질소 및 아질산성질소, 유기물, 황화물 등 18개 항목에 관해서 기준치가 결정되어 있다. 이 기준에 적합하려면 일단은 문제가 되지 않아야 하지만, 이외에도 유해한 물질은 여러 가지 있으며, 그 확인은 어떻게 되고 있는가 염려스러울 따름이다. 여기에 대해 수돗물의 기준은 50개 항목이 있으며, 정수장에서 이들로부터 보다 엄한 관리를 하고 있다. 위생면이나 안전성으로 보면, 수돗물 쪽이 안심하고 마실 수 있을 것이다.

3. 국산품과 수입품, 어떤 것을 선택하면 좋은가?

♣ 수입 브랜드 상품의 태어난 고향은 산간부의 샘물

미네랄워터의 유명한 브랜드라고 하면, 대부분의 사람은 유럽산의 상표를 내세울 것이다. 프랑스나 이탈리아 등에서는 오래전부터 음용하여, 세계 속에 알려지고 있는 상품이 다수 있다.

프랑스의 「에비앙」도 그 하나이며, 세계의 100개국 이상에 수출되고 있는, 프랑스가 자랑하는 세계적 브랜드로, 일본에서도 애용하고 있는 사람이 많이 있다. 프랑스와 스위스 국경에 있는 레만호수, 그 남측의 호반에 있는 고급 리조트 지역, 에비앙·레·반의 마을 가까이에서 솟아나는 「카시야의 샘」이 「에비앙」의 수원이 되고 있다.

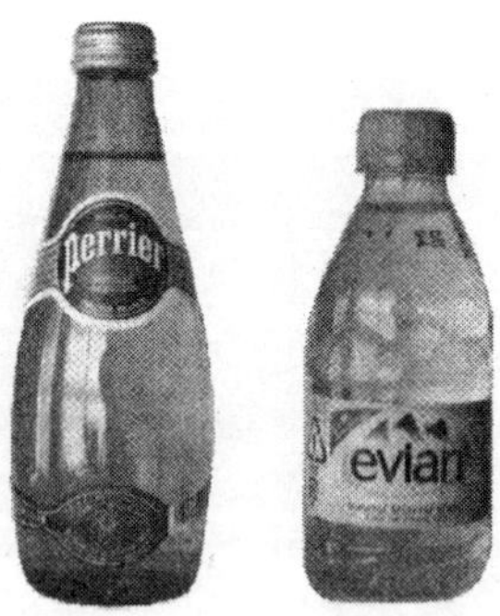

페리에(프랑스) 에비앙(프랑스)

여기에는 유럽 대륙의 최고봉 몽블랑을 비롯하여, 4천, 3천m급의 산들이 우뚝 솟은 쟈모니의 산기슭에 있으며, 산계에 내려 쌓인 눈이 녹은 물로, 오랜 세월을 걸쳐 지층의 필터로 여과되어 용출한 것이라고 한다.

샘이 발견된 것은 18세기 초이며, 19세기가 되어 병 생수로 판매하게 되었다. 지금은 에비앙 사의 근대적인 공장이 건설되어, 채수한 물을 여과하여, 병에 담아 세계로 수출하고 있다. 지하 수맥이 오염되지 않도록, 수맥에는 주택이나, 밭, 농장을 만들 수 없도록 엄하게 제한하고 있다.

「에비앙」과 같이, 세계적으로 알려진 브랜드로서, 「페리에」가 있는데, 이것은 남 프랑스의 「벨제즈의 샘」이 수원이다.

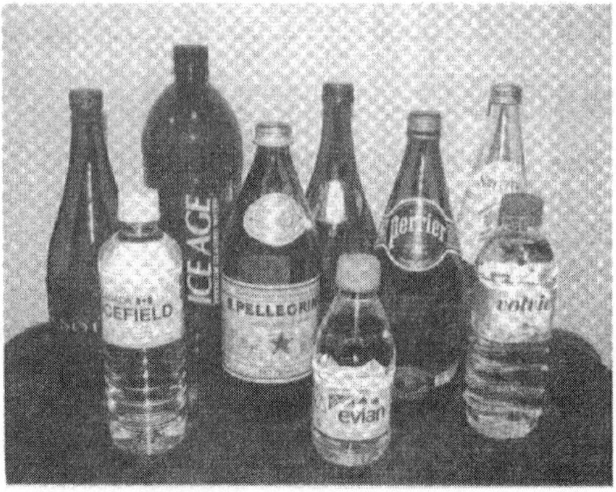

병의 형태도 맛도 개성적, 수입 미네랄워터

이 샘은 중세부터 원주민의 사람에게 병을 고치는 힘이 있다고 믿고 있어, 애용되고 있는 것이지만, 가스를 풍부하게 포함하여 상쾌하고 술술 넘어가는 것과, 개성이 있는 병의 디자인이 인기를 불러 전 세계에서 마실 수 있게 되었다.

이 곳은 약 1억4000만 년 전, 약 5,000m 지하에서 지각 변동이 일어나, 이때 생긴 단층이나 구열에 의해 지하수와 가스가 서로 혼합되었다.「페리에」는 그 가스를 포함한 물이 몇 층이나 지층을 통해 정화되어, 지상으로 용출한 것으로 알려져 있다. 이렇게 해서 유럽의 미네랄워터는, 그 물이 생긴 원인이나 지층, 지질 등에 두드러진 특징이 있고, 그 성분이나 맛도 다양하며, 독특한 맛이 있는 것도 있다.

♣ 가열살균을 인정하지 않는 유럽 산의 상품

유럽(EU가맹국)산의 미네랄워터는, 천연자연의 상태 그대로 병에 담는 것이 원칙이 되어 있다. 따라서 일본에서는 의무가 되어있는 가열 살균이나 오존 살균, 자외선 살균 등, 어떠한 살균처리도 인정하고 있지 않고 있다.

살균 처리하지 않아도 괜찮은가라고 생각하지만, 채수지에서의 검사나 관리가 엄하여, 무균인가, 유해한 균이 없는 것이 확인되지 않으면 채수할 수는 없다. 이 때문에 수원지 주변의 넓은 지역에는, 공장, 배수처리장, 농장, 목장을 만드는 것도 인정되지 않고, 지하수가 오염되지 않도록 주변 환경의 보호, 보존에도 배려하고 있다.

또 위생면 뿐만 아니라, 미네랄 밸런스나 건강에 좋은 성분이 포함된 것이, 과학적으로 입증되지 않으면, 미네랄워터라는 이름으로 판매할 수 없다. 수원이나 채수지, 수질, 제조방법, 품질관리 등에 관해서, 통일 기준에 의한 그 조건이 자세하게 결정되어 있다. 가열살균 이외의 엄한 규제는 없으며, 채수지, 품질 등에 관해서도 애매한 표시로 판매되고 있는 일본으로서는, 신뢰성의 면에서 상당한 차이가 있는 듯하다.

국산품과 수입품에는 어떠한 차이가 있는가?

4,000m를 넘는 높은 산이 없는 일본에서는, 빙하나 만년설도 없고 눈이 녹는 물의 양도 유럽 등에 비하면 적다. 또 지형도 급하며, 산에 내린 비나 눈도, 지하로 스며드는 것보다 지표를 흘러가는 편이 많다. 이러한 지형이나 지질의 조건으로부터, 일본의 물은 유럽의 물처럼 미네랄 성분을 풍부하게 포함한 것은 적다.

국산품과 수입품의 미네랄워터를 비교한 경우, 여기에 포함한 미네랄 성분에는 큰 차이가 있다.

미네랄은 총 증발잔류물로 표시되지만, 국산품의 평균값은 140ppm 정도인데 비해, 수입품은 400ppm 정도로, 미네랄 성분이 풍부한 것을 알 수 있다. 또 이들 주 성분인 칼슘은 국산품이 20ppm, 수입품이 105ppm, 나트륨은 14ppm과 75ppm, 마그네슘은 5ppm과 20ppm처럼, 어느 것이나 수입품이 높게 되어 있다.

따라서 칼슘과 마그네슘의 양을 합한 경도도 국산품이 72ppm에 대해, 수입품은 350ppm으로 5배 가까이 높다. 이처럼 국산품의 대부분은 연수이며, 수입품의 대부분은 경수인 것을 알 수 있다. 경도가 높을수록 좋다고는 할 수 없지만 칼슘이나 마그네슘 등 미네랄 성분의 함유량이나 밸런스가, 미네랄워터의 맛이나 이용 방법을 좌우하는 요소가 되고 있다.

미네랄 성분의 차이 이외에, 국산품과 수입품에서는 채수에서 병 채움에 이르기까지 제조공정에, 큰 차이가 있다.

유럽산의 미네랄워터 메이커는, 채수지에 공장을 설치하여, 끌어올린 원수를 바로 병에 채우고 있지만, 일본의 경우는 채수지와 공장이 떨어져 있는 경우가 많으며, 그 사이를 탱크로리로 운반하고 있다.

국산과 수입 미네랄워터의 성분 비교

분석 항목	국산품		수입품	
	시료수	평균치(ppm)	시료수	평균치(ppm)
총 증발잔류물	194	144	52	418
경도	194	72.4	52	344.6
칼슘	194	21.5	52	105.7
마그네슘	194	4.6	52	19.5
나트륨	194	13.6	52	74.5
황산이온	144	21.9	35	69.8
유리탄산	93	5.56	21	22.5
pH	194	7.38	52	6.82

수입품이 채수지에서 제조를 원칙으로 하고 있는 것은, 운반 시에 세균이나 오염이 섞이거나, 수질이 변하여 신선도가 떨어지는 것을 방지하기 위해서이다. 또 유럽 등의 수입품은 가열 등의 살균처리를 인정하지 않지만, 이것은 탄산가스 등의 기체가 들어 있는 미네랄워터가 많고, 가열하면 가스가 방산해 버리는 것이 첫 번째 이유이다. 여기에 더해 미네랄성분이 풍부하게 포함되어 있기 때문에, 가열이나 필터처리를 하면 성분을 잃어버리거나, 변화해버리는 것을 피하고 싶은 이유도 있다.

이처럼 수입품은 미네랄 성분이나 기체를 많이 포함하여, 천연 자연 그대로 병에 담은 것이 많지만, 국산품은 기체는 물론 미네랄 성분도 그다지 포함되어 있지 않다. 게다가 가열이나 필터 처리가 실시되고 있기 때문에, 자연수를 그대로라고는 할 수 없는 듯 하다.

4. 미네랄워터의 능숙한 선택방법, 활용법

「일본 미네랄워터 협회」의 조사에 의하면, 미네랄워터 종류를 취급하는 회사는 전국에서 약 300개 회사가 있으며, 그 제품으로서 400개에서 450개의 상표가 유통되고 있다고 한다. 확실히 슈퍼 등의 미네랄워터 매장도, 매년 상표 종류가 증가하여 소비자로서도 그 선택에 혼돈할 것이다. 여기서 많은 상품 중에 어떻게 해서 선택하면 좋을까 생각해 보고 싶다.

♣ 이름, 성분이 분명한 것을 선택

우선 첫째는 이름, 성분이 분명한 것을 선택하는 것이다. 유럽 등의 수입품에는 채수지를 비롯하여, 수원의 샘물 이름과 주변의 환경이나 지하의 지층까지를 명기한 것이 많지만, 국산품의 경우는 막연한 표시가 많다.

병의 뒷면에 붙어 있는 라벨의 채수지가 현만이 아니라 도시나 마을까지 명기하고 있는지, 확인하고 싶다. 상점에 진열되고 있는 상품의 채수지를 확인한 바, ○○현 ○○군까지의 것이 많으며, 그 중에는 「채수지=일본」라고 하는 것까지였다. 이렇게 되면 원수가, 단지 수돗물이 아닌가하고 의심하고 싶어진다.

다음으로 확인하고 싶은 것은, 성분에 관한 표시이다. 미네랄워터 종류의 품질 규격으로 정해진, ① 내추럴워터, ② 내추럴 미네랄워터, ③ 미네랄워터, ④ 병생수의 분류로 표시되고 있지만, 이 중에서 진짜 의미로서 미네랄워터라고 하는 것은 ②뿐이며, 선택하라면 내추럴 미네랄워터라고 하는 것이다.

단지 팔리고 있는 것은 ②의 분류에 들어있는 것이 대부분이기 때문에, 성분표에 기재되어 있는 「경도」의 숫자를 참고로 하는 편이 좋다. 성분 표시의 제일 하부에 「경도=100mg/L(연수)」라고 표시되어 있지만, 이 수치가 낮은 것은 미네랄 성분도 적기 때문에, 내추럴워터에는 있지만, 미네랄워터라고는 하지 않는다. 따라서 미네랄 보급을 생각하여 마신다면, 경도 100이상의 것이 적합하다.

위생과 품질관리가 잘된 제조회사의 것을

미네랄워터는 일반적으로 그대로 생수를 마시는 것이기 때문에, 위생관리의 면에서도 엄격한 확인이 필요하게 된다. 1995년에 이물질이나 세균류의 혼입이 큰 문제가 되었지만, 그 후에도 때때로 세균이 검출된 것이 있다. 국산품의 경우, 살균처리가 의무화 되어있기 때문에 세균이 발견된 것은 없는 듯하지만, 살균처리 한 후의 병 채움 공정 등에서 혼입하는 경우가 많다.

규모가 큰 메이커 중에는, 병 채움 공정을 무균실에서 행하는 곳도 있고, 위생관리의 면에서는 자사 공장을 가진, 대형 음료수 메이커 상품 쪽이 안심할 수 있다.

한편 수입품은 멸균처리를 일체 행하고 있지 않지만, 위생면에서 괜찮은지 불안을 가진 사람도 많다. 일본에서 판매되는 상품이면 일본의 기준에 맞추어야 되지만, 자유무역의 장해가 된다고 하는 외국 메이커의 반대 때문에 특별 예외로서 인정하지 않으면 안 되었다. 그렇지만 채수지에서의 검사가 엄격하게 시행하고 있기 때문에, 건강에 해가 되는 균이 검출되는 것은 없다. 단지 마시다 남은 것이나, 뚜껑을 연 상태로 놓아두면 완전한 무균은 아니기 때문에, 병 속에 원래 있든 세균이 점점 증식될 수 있으므로, 개봉하면 남기지 말고 바로 마시는 것이 좋다.

수입품은 그 특징에 맞는 사용법을

미네랄워터 시장에서는 국산품 이상으로 수입품의 신장이 눈에 띄고 있다. 10년 정도 전부터 수입품 붐이 시작되어, 이 시점에서 시장 점유율은 15% 정도였지만, 최근은 20%를 넘고 있다. 국내 시장 점유율 톱 텐 중에는「볼빅」「에비앙」「크리스탈가이자」「바이텔」등 세계적인 유명 브랜드가 모습을 나타내고 있다. 일본인은 브랜드에 약한 것인가? 미네랄워터도 프랑스 브랜드가 인기가 있는 것 같다.

이전에 모 잡지에「우리 집에서는 음료수는 물론, 녹차도 커피도, 밥을 짓는 것도 모두 수입품의 미네랄워터 입니다.」라고 하는 여성의 이야기가 게재되었던 적이 있다. 알프스의 만년설이 녹아서 지하로 침투하여 수백 년의 세월을 거쳐 솟아나온 물을 사용하고 있다고 생각하면, 상당히 부유한 기분이 든다고 하는 것이었다. 기분의 문제는 뭐라고 할 수 없지만, 하나의 미네랄워터를 어디에나 사용한다고 하는 것은, 결코 칭찬할 수 없다.

수입되는 물에는 탄산가스나 산소가 포함되어 있는 것이 많기 때문에, 가열하면 가스가 방산해 버려 김빠진 물이 되어 버린다. 또 경도가 높은 것이 많기 때문에, 녹차나 담백한 일본 요리의 조리용에는 적합하지 않다. 수입품은 가열하는 음료수나 요리에 사용하지 않고, 생수로 마시는 것이 좋다고 할 수 있다.

한편 고기를 푹 삶는 경우는, 경수를 사용하는 편이 부드럽게 삶아지기 때문에, 수입품 쪽이 적합하다. 경수로서 차분하게 푹 삶으면 누린내가 없고, 스프도 맛있게 된다. 일본의 요리나 음식 문화는 연수를 바탕으로 이루어지고 있는 것에 대해, 유럽 등의 요리법이나 양조법은 경수가 기본이 되어있다. 그 역사나 문화를 무시하여, 수입품이 갑자기 생활에 차지하여도, 결코 좋은 결과는 얻을 수 없을 것이다.

♣ 미네랄워터로 다이어트할 수 있을까?

수입품의 대부분은 경수이지만, 그 중에는 「아이스에이지」(경도 1.18)나 「파랏사 · 카나디안」(1.54)이라고 하는 미네랄분이 극히 적은 초연수도 있다. 한편 「콘트렉스」(1503.5)나 「쿨마이욜」(1612)이라고 하는 초경수의 미네랄워터가 있다. 초경수는 캐나다산의 것으로 이것은 빙하가 녹아서 만들어진 물이기 때문에 불순물이 극히 적은 문자 그대로 퓨어 워터이며, 녹차나 물의 희석에 사용되고 있다.

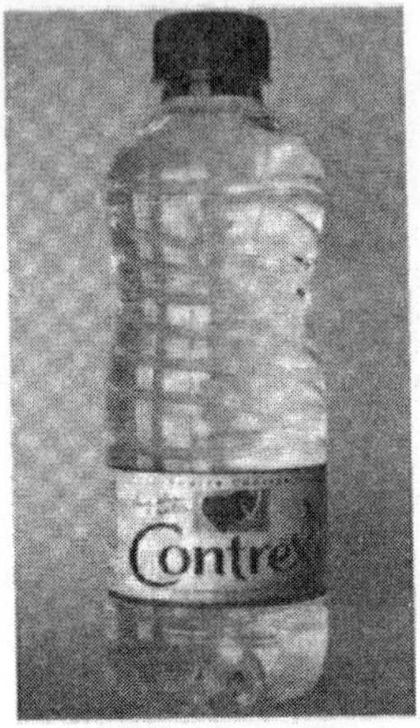

콘트렉스(프랑스)

한편 초경수의 것은, 쓴맛이 강하여 목으로 넘어가는 것도, 상큼하다고는 할 수 없으며, 아주 맛있는 물이라고는 말할 수 없다. 그러나 「콘트렉스」 등은 일본에서도 인기가 있어, 최근 10년에 6배나 신장을 나타내어, 슈퍼나 약국 체인점에서 인기 상품으로 되어 있다. 그 첫째 이유는 다이어트 워터로서 인기가 있다.

일반적으로 다이어트 식품이라면, 「먹어서 살 빠진다.」「마셔서 살 빠진다.」라고 선전하는 문구로 팔리고 있는 건강보조식품을 연상할 수 있다. 그렇지만 「콘트렉스」를 마셔서 살빠지는 것은 기대할 수 없다.

그렇다면 왜 다이어트 워터라고 불리는가? 이유는 이것을 마시는 사람에게 있다. 살빠지기 위해서는 우선 먹는 량을 큰 폭으로 줄이는 식사 제한이 필요하다. 비만 체중으로 과식에 길들여져 위가 확장하고 있는 듯한 사람은 공복감을 참을 수 없게 된다. 이 경우 초경수의 미네랄워터를 마시면, 중량감이 있는 물이기 때문에 공복감이 완화된다. 게다가 미네랄 성분이 풍부하기 때문에 몸에 있어서도 유익하며 덤으로 non-calorie이기 때문에 다이어트에는 최적이라고 할 수 있다. 더욱이 경도가 높은 물은 변비의 해소에도 효과가 있으며, 「콘트렉스」에는 이뇨효과나 혈액중의 노폐물의 배출 효과도 인정되고 있다. 또 「쿨마이욜」에 많이 포함되어 있는 황산염은 영양분을 체내로 섭취하여, 노폐물을 효율 높게 배출하는 신진대사의 기능을 촉진하기 때문에, 다이어트 효과를 더욱이 높일 수 있다고 한다.

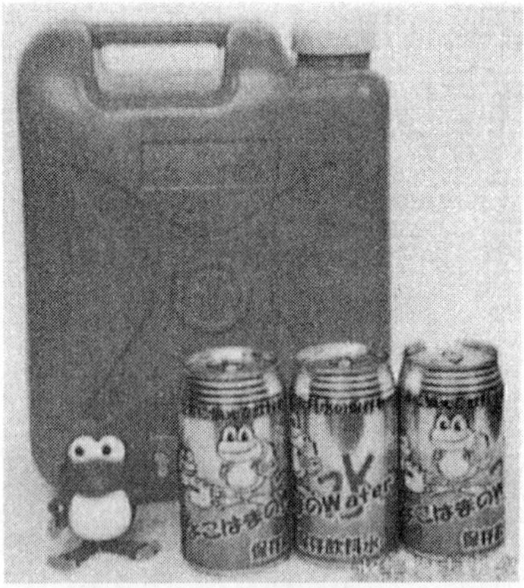
수도국이 비상용으로 판매하고 있는 물캔

그러나 지금까지 하던대로 먹고, 「콘트렉스」나 「쿨마이욜」을 마시기 때문에 살이 빠지겠지 라고 기대하는 것은 무리이다. 또 초경수는 순환기 등에 장해를 가진 사람은, 마시지 않는 편이 좋다.

미네랄워터는 목적을 분명히 확인해서 선택한다

미네랄워터를 마시는 이유나 사용하는 이유를 조사하면, 「맛있는 물을 마시고 싶기 때문에」 「수돗물에 불안이 있기 때문에 그 대체로서」 「녹차나 요리에 사용하기 위해」 「건강유지, 촉진을 위해」 「재해시 비축용으로서」 등 여러 가지 필요한 사항이 있는 것을 알았다.

단 하나의 상품으로 그 모든 것을 만족시키는 것은 무리이기 때문에, 목적에 맞은 물을 선택하지 않으면 안 된다.

예를 들면, 녹차나 일본풍의 요리에 사용한다면, 경도 50 이하의 연수 상품을 선택하는 것이 좋다. 또 건강을 위해서라면 경도 100 이상에서 칼슘, 마그네슘을 많이 포함한 것이 좋으며, 다이어트에 이용한다면, 경도 1000 이상의 초 경수가 적합하다. 단지 맛있는 물을 마시고 싶다면, 미네랄성분이 밸런스 좋게 포함되어 있는 연수가 적합하듯이, 목적에 의해 생각하여 선택하면 될 것이다. 그러나 용도에 맞추어, 여러 가지 종류의 미네랄워터를 사서 준비해 두는 것은 번거로워서, 오래 지속되지 않는다.

여기서 마시는 목적이나, 사용 용도를 충분히 교환하여, 여기에 맞는 것을 하나 혹은 둘을 선택하는 편이 좋다.

컴퓨터의 2000년 문제가 소동이 된 1999년에(Y2K), 비축용으로서 미네랄워터를 사서 모아 두어 수요가 급증했다.

아무것도 일어나지 않고 사용도 하지 않고 끝났지만, 지진이나 태풍 등의 재해 시에 준비하여, 물은 항상 비축해 둘 필요가 있으며, 미네랄워터는 여기에 적합할 수 있다.

지진 등으로 단수될 경우, 1인 1일 2~3리터를, 3일분 준비해 두지 않으면 안심할 수 없다. 여기서 4인 가족이라면, 2리터 6병들이를 3상자 정도 항상 비축해 두어야 한다.

단지 그대로 사용하지 않고 놓아두면 맛을 느끼는 기간이 지나버리기 때문에, 이 때부터 사용하여, 매일 보충해 두도록 주의해야 한다. 수돗물에 비하면 상당히 고가이기 때문에, 어디에나 미네랄워터를 사용하는 것은 멈추고, 올바르게 생각하여 선택해서 사용하는 것이 중요하다고 할 수 있다.

4장

정수기를 검증한다

1. 정수기로 맛있는 미네랄워터를 만들 수 있는가?

미네랄워터와 함께, 「맛있는 물 상품」인 정수기의 신장도 현저하다. 업계 단체의 조사에 의한 정수기의 출하 대수는, 1989년에 약 59만대 였지만, 2003년에는 약 470만대로 8배 가깝게 신장하고 있다. "마이보이스 컴"이 실시한 인터넷 조사에 의하면, 보통 흔히 마시는 물로서, 「정수기를 사용한 것」이 33.1%, 「시판의 미네랄워터」가 19%로, 정수기의 물이 미네랄워터를 크게 상회하고 있다.

지금은 전국 평균으로 30%의 보급률에 달하는 정수기지만, 이용자는 사용하는 이유로서, 「맛있는 물을 마시고 싶다.」「물 냄새가 신경 쓰인다.」「안전한 물을 마시고 싶다.」「건강에 좋다.」 등의 이유를 들고 있다.

정수기를 사용하면, 정말로 맛있고, 안전하며, 몸에 좋은 물을 마실 수 있게 되는 것일까?

수돗물의 이취 · 미 문제로 정수기 붐에 불이 붙었다.

30년 정도 전에, 近畿지방을 중심으로 수돗물에 불쾌한 냄새가 난다, 이상한 맛이 난다는 불만이 다발하여 문제가 되었다. 원인은 수돗물의 수원이 되고 있는 비와호의 오염이 진행하여, 조류나 오염물질이 내는 냄새에 더해 소독용의 염소 사용량이 증가했기 때문으로 밝혀졌다.

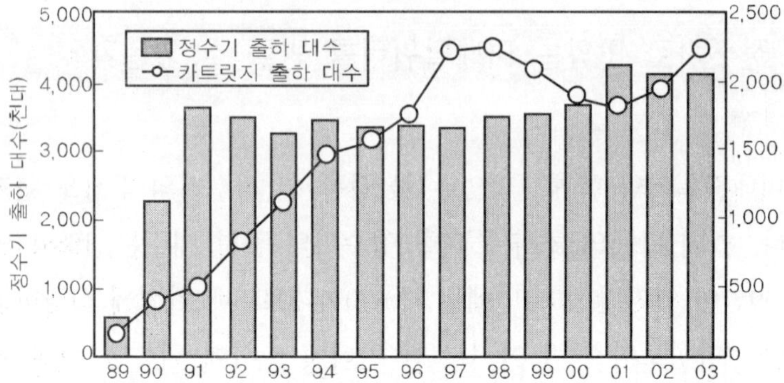

정수기 카트릿지 출하 대수의 추이

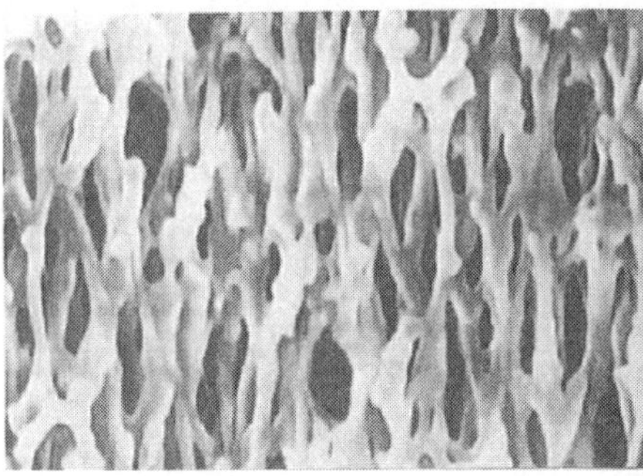

전자현미경으로 본 중공사막 단면

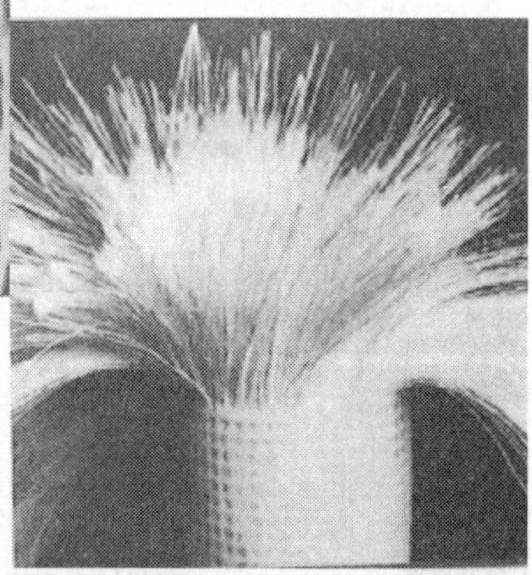

무수의 중공사를 다발로하여 카트릿지에 세트되어 있다.

여기서 흡착력이 강한 활성탄을 이용하여, 수돗물로부터 곰팡이 냄새나, 석회 냄새를 제거하는 정수기가 판매되어 히트 상품이 되었으며, 1970년 초에 제1차 정수기 붐이 일어났다.

♣ 정수기, 카트리지의 출하 대수 추이

정수기는 수도꼭지에 직접 붙이는 것이나, 싱크대에 설치하는 것, 포트형의 것 등 여러 가지 상품이 발매되었다. 그렇지만, 어느 것도 활성탄을 사용하고 있기 때문에 제거할 수 있는 것은, 잔류염소, 곰팡이 냄새, 탁도의 원인이 되는 유기물로 한정되었다.

그 후 1980년 초 트리할로메탄 소동이 일어났는데, 소독부생성물인 클로로포름 등의 총 트리할로메탄이나 IT 오염에 의한 테트라클로로에틸렌, 트리클로로에틸렌 등의 발암성 물질이 문제가 되었다. 음용수에 불안이 높아졌다. 활성탄은 이들 미량인 발암성 물질을 완전히 제거할 수 없기 때문에, 더욱 미세한 물질을 제거할 수 있는, 중공사막 필터를 활성탄과 조합한 정수기가 개발되었다.

중공사막은, 정밀여과막, 역삼투막 등의 마이크로 필터로 불리는, 미세한 구멍을 가진 고분자 막이다. 반도체 산업에 필요한 초순수 등을 제조하는 공정에 사용되고 있지만, 이것을 정수기용으로 콤팩트하게 가공한 것이 중공사막이며, 물의 분자는 통과하지만, 이 보다도 큰 물질은 통과하지 않기 때문에 제거할 수 있는 것이다.

이런 타입의 정수기라면, 문제가 되는 물질은 무엇이라도 제거할 수 있는 것으로, 구입하는 사람이 급증하여, 제2차 정수기 붐이 되었다.

이러한 정수기는 수돗물의 맛이나 냄새에 대한 불만이나, 발암성 물질에의 불안을 제거하기 위해 긴급 피난의 수단으로서 만들어졌으며, 수돗물의 인기 하락에 반비례하여 판매가 신장되어 온 것이다.

따라서 정수기는, 수돗물에 대한 불만이나 불신에 의해 양산되어 자라왔다고 하는 점에서는, 환경오염의 예기치 않은 부산물이라고 할 수 있다.

☘ 정수기의 능력에는 한계가 있다.

현재 주류가 되고 있는 중공사막 형태의 정수기는, 우선 활성탄으로 석회냄새, 곰팡이냄새, 유기물, 철분의 일부를 제거한다. 다음은 중공사막 필터로 활성탄이 제거하고 남긴 미세한 유기물, 세균, 곰팡이, 철분 등과 총 트리할로메탄, 유기용제 등의 화학물질, 농약 등에 미량으로 포함되어 있는 발암성 물질을, 2단으로 갖추어 문제가 되지 않을 정도까지 줄일 수 있다.

이러한 타입의 정수기는, 초기의 활성탄만의 타입에 비해 여과성능이 높고, 수질이 상당히 나쁜 경우에도 대응할 수 있다. 그렇지만 초기의 정수기에 비해 크기 때문에 장소를 많이 차지하며, 가격도 상당히 비싸게 되었다.

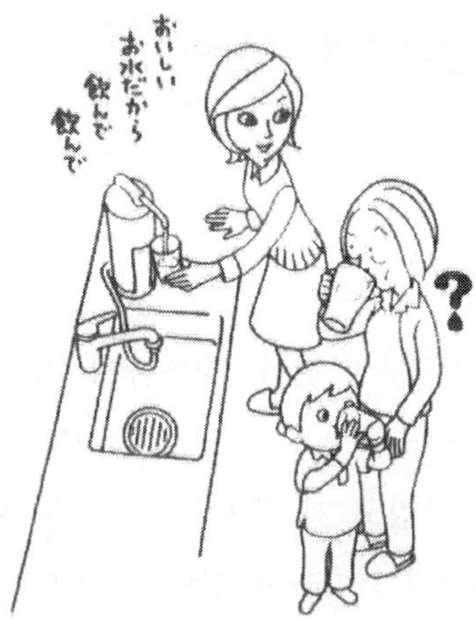

「비싸니까, 맛있어요.」

「수돗물이 맛있는 물이 되었다.」 「미네랄워터로 새로 만들어 진다.」 등의 선전하는 문구로 팔고 있는 상품이 많지만, 정수기는 물을 맛없게 하는 성분을 제거하여, 물 본래의 맛을 되찾기 위한 것으로, 결코 맛있게 하려고 하는 성분을 가하는 작용은 없다.

여과 카트리지에 광물을 믹스한 것을 넣어 그 층을 통한 물은 미네랄이 풍부하게 된다고 설명하고 있는 것도 있지만, 물이 층을 통과하는 수초동안 광물과 접촉하는 것만으로는, 미네랄이 아주 풍부하다고는 할 수 없다.

원래 미네랄워터는 다종다양한 광물이 포함되어 있는 지층을 오랜 시간에 걸쳐 참투하여 생긴 것이기 때문에, 「정수기에서 미네랄워터로 새로 만들어진다.」라고 하는 프레이즈는 성능을 과대하게 표시한 것에 불과하다.

소비자의 요구로서 들 수 있는 「물의 불쾌한 냄새를 제거하고, 안전한 물로 한다.」라는 점에서는, 지금의 정수기는 요구를 만족하고 있지만 「건강에 좋은 맛있는 물을 마시고 싶다.」라고 하는 요구를 완전하게는 대응할 수 없다. 정수기로 할 수 있는 것과 할 수 없는 것이 있으며, 이것을 잘 이해하여 선택하는 것이 중요할 것이다.

2. 정수기를 사용하고 있으면 안전하며 안심한가?

정수기의 성능은 보증되고 있는가?

가전제품이나 가정용 의료기구 등은, 이것을 사용함에 따라 얻어지는 효과는 대개 눈에 보여지거나 몸으로 느낄 수 있다.

그렇지만 정수기의 효과는 「물이 맛있고 깨끗하게 되어, 몸에 좋은 청정하며, 안전한 물을 마실 수 있다.」라고 상당히 추상적인 것이기 때문에, 분명한 것은 보기 어렵다.

잔류 염소를 제거하면 석회 냄새가 없어지는 것으로 알 수 있지만, 문제의 트리할로메탄이나 농약, IT 오염물질 등이 제거 되었는가 어떤가는 눈으로는 확인할 수는 없다. 가정에서 분석하는 것도 무리이기 때문에, 소비자로서는 메이커가 구가하는 문구를 신용할 수밖에 없다.

그렇지만 정수기 붐으로 이 업계에 참가하는 메이커가 급증했기 때문에, 다종류의 상표가 시장에 출하하여, 사는 사람도 선택에 망설이게 되었다. 그 중에는 활성탄 처리만으로 특징이 없는 상품을, 「무엇이든 제거 할 수 있는, 꿈의 정수기」 등으로 비싼 가격으로 판매하는 메이커도 있으며, 소비자로부터 정수기의 품질 보증을 요구하는 목소리가 높아지고 있다.

그러나 수도 행정을 관할하는 입장에 있는 당시의 후생성은,

수돗물의 안전성을 부정하는 듯한 정수기의 판매자에게는 상당히 불만을 가지고 있었으며, 급수설비에 대한 조합 등은 인정하지 않는다는 자세였다.

따라서 행정적으로 관리 감독하는 기준도 없었지만, 정수기의 급속한 보급이 진행되었기 때문에 외곽 단체의 (사)일본 수도협회가 1990년에 정수기 형식 심사 기준을 제정하여, 정수기의 성능 심사를 실시하게 되었다.

심사 기준의 주된 내용은 정수기의 종류, 성능, 구조, 재료, 시험방법, 표시 등으로 되어 있다. 수돗물 중의 용존 물질을 감소시키는 것을 목적으로, 「활성탄 또는 활성탄과 다른 여재를 조합한 정수기로, 급수관에 직결하는 것 및 급수전에 부착하는 것」을 대상으로, 형식 심사를 행하는 것이 인정되고 있다. 단지 시험 내용의 제거 성능시험 항목에는, 잔류염소와 탁도 만이 표시되어 있다. 수돗물에는 이외의 문제가 되는 물질은 포함되어 있지 않는, 종래의 자세가, 관철되고 있었지만 현실은 거의 동떨어져 있다는 소리도 있다.

한편 국내 정수기 메이커 약 50개사로 구성되어 있는 정수기 협회에서는 소비자가 불안을 느끼고 있는 문제의 물질에 맞추어 자주 규격으로서 「정수기 규격기준」을 1998년에 책정했다. 이 중에서 문제가 되는 물질로서,

① 대장균 등의 미생물

② 트리클로로에틸렌 등의 유기화합물

③ 클로로포름 등의 소독부생성물

④ 시마진 등의 농약

⑤ 납

⑥ 철 등의 금속류

⑦ 기타 착색이나 냄새의 원인이 되는 물질

등 16개 항목을 들 수 있다.

정수기의 품질 표시

① 재료의 종류
② 여재의 종류
③ 여과유량(단위시간 당의 물의 여과 량)
④ 사용가능한 최소 동수압
⑤ 정수 능력
⑥ 여재 교환 시기의 눈금
⑦ 사용상의 주의

(「가정용품 품질표시법」으로부터)

특정 물질 제거에 관한 규격 기준

① 미생물(일반세균, 대장균군)
② 일반유기물질(테트라클로로에틸렌, 트리클로로에틸렌, 1.1.2-트리클로로에탄)
③ 소독부생성물(총트리할로메탄, 클로로포름, 브로모디클로로메탄, 디브로모클로로메탄, 브로모포름)
④ 농약류(시마진[CAT])
⑤ 금속류(납, 철, 망간)
⑥ 색의 조건(알루미늄)
⑦ 냄새의 조건(2-메틸이소보르네오르[2-MIB])

또 제거능력에 관해서는, 제거율 80%라는 기준이 설정되어 있다. 정수기 협회에 가맹된 메이커는 이 기준을 클리어하는 품질, 성능 등을 바르게 표시하지 않으면 안 된다. 또한 수질 데이터를 표시하는 경우, 시험 방법이 표준화되어 있지 않으면, 데이터는 불규칙하여 비교 검토할 수 없다.

여기서 일본 공업 규격(JIS)에 의한 가정용 정수기의 시험 방법(S3201)이 결정되어, 1999년 2월에 제정되었다.

이러한 흐름을 받아 소비자 보호의 관점에서, 가정용품의 품질 식별에 필요한 기준을 정한 「가정용품 품질 표시법」이 정수기에도 적용된다. 2002년 4월1일부터 시행되어, 그 성능 등에 관해서, 개개의 상품마다 품질 표시를 행하는 것이 의무화 되었다. 의무화된 항목은, 재료의 종류, 여재의 종류, 여과유량, 정수능력, 여재교환시기 등 7개 항목이다.

표시 대상 물질에 관해서는, 잔류염소, 탁도, 소독 부생성물, IT 오염물질, 농약, 중금속 등의 11개 항목으로, 정수기 협회 보다는 약간 적게 되어 있다. 표시가 의무화 되었다고 해도, 실제로는 협회에 가맹되어 있지 않는 회사가 배 이상으로, 이 중에는 정수기 붐에 편승하여, 조잡품이 판매되는 것도 적지 않다.

의무화 되어 있는 이상, 표시 내용에 관한 행정 확인이나, 업계 단체의 자주 규제가 필요하지만, 상품의 수가 많은 것도 있어 실정은 거의가 업자 자율에 맡겨져 있다. 여기서 소비자로서는 선택할 경우, 각 항목에 관해서 제대로 표시되어 있는가, 어떤가를 우선 확인해 볼 필요가 있다.

♣ 표시된 오염물질은 확실히 제거되고 있는가?

수돗물은 「수도법」의 수질 기준에 따라 정수장에서 수질 검사를 행하여 각 가정에 급수되고 있다. 그렇지만 일단 정수기를 통한 물에 관해서는, 상당히 체크되는 것은 없다. 사용하는 사람은 메이커가 선전하고 있는 정수 성능을 믿고, 건강에 유해한 물질이 제거되어, 물도 맛있게 된다고 생각하여 마시고 있지만, 실제로는 어떨까?

정수기의 성능을 확인하기에는, JIS에서 결정된 시험 방법에 의한 테스트를 행하지 않으면 안 되지만, 정수기에 부정적인 후생노동성이나 수도국은 물론, 보건소에도 시간이 걸리는 시험을 행하는 것은 거의 없다.

실제로 행하는 것은 국민생활 센터나 전국의 소비생활 센터 등이며, 정수기에 대한 소비자의 문의나 불만이 증가하고 있는 것을 받아서, 수시로 행하고 있다. 또 가정지의 「생활의 수첩」이 1972년, 1988년, 1992년, 1997년의 4회에 걸쳐 정수기 테스트를 행하여, 결과를 지면에 발표하고 있다.

시판되고 있는 정수기의 종류는 상당히 많으며, 그 전부를 테스트하는 것은 무리이기 때문에, 어디나 6개에서 8개 정도의 상표를 선택하여 실시하고 있다. 그 선택의 이유에 관해서는, 국민생활 센터나 소비생활 센터에서는, 소비자로부터 요망이나 불만

상담이 많이 요청되고 있는 것 이외에는 명확한 이유를 나타내지 않고 있다.

그 중에는 그다지 시장에 유통하고 있지 않는 상표도 있으며, 소비자가 특정의 상표를 선택하기 위해, 바로 이용할 수 있는 정보라고는 말할 수 없다.

단지 이들 조사 데이터를 종합해 보면, 정수기의 특징이나 성능의 한계 등을 찾아 볼 수 있다.

테스트에 채택하여 비교하는 경우, 어느 테스트도 여과재(여재)의 종류로서,

① 활성탄 만의 것
② 활성탄+마이크로 필터(중공사 막 등)의 것
③ 활성탄+마이크로 필터+흡착제(이온교환수지 등)의 것
④ 활성탄+세라믹(또는 천연광물)의 것

이라는 그룹으로 나누어, 정수 성능을 테스트하고 있다.

이들 데이터로부터 판정하면, ①의 타입에서 주로 제거할 수 있는 것은, 잔류염소와 유기물 및 유기물에 부착하고 있는 트리할로메탄, ②의 타입은 잔류염소와 유기물외에 소독부생성물, 농약, 녹물 등, ③의 타입은 ②의 타입 성능에 더해, 납, 녹물 등의 제거율이 높다. ④의 타입은 잔류염소나 유기물은 제거할 수 있지만, 소독부생성물, 유기화합물, 농약 등을 제거하는 능력은 거의 없는 듯하다.

이 테스트 결과로부터 보면, 문제가 되는 물질의 대부분이 제

거되는 것은 ③의 타입이며, 정수 능력은 제일이라고 할 수 있을 것이다.

수돗물에 막연히 불안을 가진 사람은, 무엇이든 제거하는 것이 안심이라고 생각하지만, 이 타입은 본체가 크기 때문에 장소를 크게 차지하며, 가격도 비싸다는 마이너스면도 있다.

정수기 타입별 특징

	활성탄	활성탄＋중공사막	활성탄＋세라믹	활성탄＋역삼투막
잔류 염소	제거 가능			
불쾌한 냄새	초기는 제거 가능하지만 상표에 따라 제거 능력이 저하			제거 가능
트리할로메탄	초기는 제거 가능하지만 상표에 따라 제거 능력이 저하			제거 가능
농약(시마진)	그다지 제거할 수 없음	제거 가능	그다지 제거할 수 없음	제거 가능
녹물, 탁도	그다지 제거할 수 없음	제거 가능	그다지 제거할 수 없음	제거 가능
유기물 전반	제거할 수 없음			그다지 제거할 수 없음
경도 성분	제거하지 않음			제거가능
통수성(막힘)	그다지 없음	막힘 있음	그다지 없음	정수량이 적다

(국민생활센터 · 소비생활센터에 의한 결과를 요약)

정수기 협회가 정한 품질 기준에 나타내고 있는 제거 능력은, 제거율 80%로 되어 있지만, 이것은 새로운 카트리지 사용하기 시작한 초기의 숫자이기 때문에, 계속 그 능력이 보증되고 있는 것은 아니다.

정수기도 사용되고 있는 동안 서서히 능력이 저하하지만, 센터나 「생활의 수첩」의 테스트 결과를 보면, 초기는 90%로부터 80%로 높지만, 카트리지 교환이 필요가 되는 최종 시점은, 50%이하로 낮게 되어, 상표에 의해서는 거의 제거되지 않는 타입도 있다. 단지 잔류염소에 관해서는, 거의 대부분의 타입에서 최종 시점까지 제거 능력이 유지되고 있다.

또 정수 성능 이외에 문제가 되는 것이, 여과 유량의 저하이다. 이것은 여재의 활성탄이나 중공사막 등이 사용하고 있는 도중에 오염이 부착되어, 물의 흐름이 어렵게 되기 때문이며, 여과층의 폐색이라고 한다.

폐색이 심하게 되면 여과되어 나오는 물이 적게 된다. 실험 결과에 의하면 제조사에 의해서 상당히 차가 있으며, 큰 것은 초기 통수시의 4분의 1에서 5분의 1정도로 큰 폭으로 저하하는 것도 있다. 이러한 상태가 되면, 정수 능력도 저하하고 있기 때문에, 카트리지를 교환한 편이 좋다.

소비자로서는, 더 많은 상표를 채택하여 정수 능력에 관한 정보 제공을 바라지만, 센터도 그렇게 빈번하게는 실시할 수 없는 것 같다.

그 최대의 이유로서는, 역시 비용이나 시간이 걸리는 것이다. 조사 대상의 정수기 구입비 외에 수질의 분석, 세균검사 등에 상당한 시간이나 노력을 필요로 하며 비용도 많이 든다. 또 검사 결과 정수 능력이 낮아지거나, 여과 능력이 저하하는 상표도 실명으로 공표하게 되지만, 당연히 지명된 메이커로부터 반론이나 항의도 각오하지 않으면 안 된다.

과거 국민생활 센터가 행한 테스트에서, 부정적인 평가를 받은 메이커가 센터의 시험 방법이나 공표한 데이터를 부당하다고 하여, 그것이 보도된 것으로부터 입은 피해 배상을 요구하여 제소한 경우도 있다.

결국 최고 재판까지 이어져, 일단 국민생활 센터측이 승소했지만, 소송이 되는 사태는 피하고 싶을 것이다. 이러한 배경으로부터, 상품 테스트를 폭넓게 빈번히 행하는 것은 어려운 것이다.

3. 정수기에는 왜 세균이 번식하기 쉬운가?

정수기의 약점은 잡균 문제

국민생활 센터의 테스트에서는 통수 개시 직후의 정수기 물이라면, 모두 세균 오염이 인정된다고 보고 되고 있다.

수돗물에는 살아있는 세균은 없지만, 정수기를 통하면 왜 세균이 나타나게 되는 것인가? 그 이유는, 정수기의 여재 등에 세균

암 사망률을 뒷받침하는 요인으로서 TV에서 크게 보도되어 이것을 계기로, 1974년 이후 수돗물의 안전성을 묻는 시민운동이 미국 전국으로 퍼져나갔다.

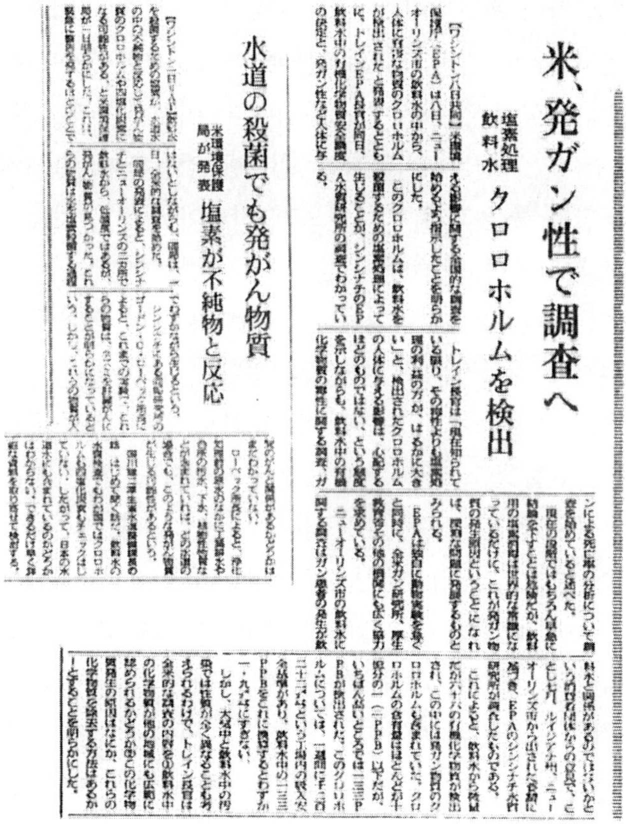
米、発ガン性で調査へ

塩素処理 飲料水 クロロホルムを検出

水道の殺菌でも発がん物質

米環境保護局が発表 塩素が不純物と反応

소독용 염소와 발암성 물질의 문제를 보도한 일간지(1974년 11월)

문제가 된 발암성 물질은 트리할로메탄이라는, 수돗물의 수원이 되는 하천이나 호소의 물에 포함되어 있는 유기물이, 염소와 반응하여 생성된 유기화합물의 일종이다. 염소소독에 의해 생긴 부생성물이지만, 그 중에 클로로포름, 디브로모클로로메탄 등 4종류의 할로메탄이 포함되어, 이들을 모두 합하여 총 트리할로메탄이라고 한다. 실험 결과, 이 화합물에는, 유전자에 돌연변이를 일으키는 변위원성이 있는 것이 실증되었다. 이것은 마우스를 이용한 실험 결과가 근거가 되었지만, 인체에 적용하여, 10ppm(1L당 10mg) 포함된 물을 함유하고 있으면, 간암이 발생할 가능성이 높은 것으로 나타났다. 유럽에서 일어난 트리할로메탄 소동의 정보는 일본에도 전달되어 연구원이나 시민 단체 등이, 정수장이나 수도수의 검사에 적극적으로 나서게 되었다.

동경도 위생 연구소가 1974년에 행한 검사 결과, 수돗물에서 클로로포름을 검출했다. 또 시민단체의 조사에서도, 동경도나 오오사카시의 정수장의 처리수에서도 최고 95ppb(1리터 당 0.095mg)라는, 상당히 높은 농도의 총 트리할로메탄이 검출되었다. 매일 마시고 있는 수돗물에 발암성 물질이 포함되어 있다고 듣는다면, 음료수에 대한 주민들의 불안은 한꺼번에 높아질 것은 자명한 사실이다. 그러나 수돗물의 안전성을 확보하기 위한 염소가 클로로포름의 원인으로 밝혀져서, 수도 관계자도 큰 충격을 받았다.

이용자의 불안에 따라, 급수하는 측의 행정은 재빨리 정확한 정보를 공개해야 함에도 불구하고, 당시의 후생성은 그러한 의식이 번식하여, 통수하면 그것이 여과된 정수에 섞여 나오기 때문이다.

「정수하면 세균이 증식한다.」라고 하면, 정수기 그 자체의 존재 의의가 흔들리지만, 이것은 정수기가 나올 때부터 문제가 되고 있다.

초기의 정수기는 활성탄만을 사용하여, 주로 소독용의 잔류염소를 제거하여, 석회냄새나, 곰팡이 냄새를 제거하기 위한 것이었다.

염소를 제거하면 물의 살균력이 없게 되어, 세균류가 번식하기 쉬운 환경이 된다. 통수하면 물과 함께 활성탄의 표면에 부착한 세균이 흘러나와, 정수에 세균이 섞인다는 것이다.

물을 계속해서 사용하고 있으면 표면의 세균은 흐름에 떨어지지만, 하루 밤 물을 사용하지 않는 동안 번식이 진행되어, 아침 일찍 사용하는 물은 가장 세균의 수가 많다.

초기의 정수기를 판매한 메이커 중에는, 「수돗물 중에 포함되어 있는 염소는 독물이기 때문에 마시기 전에 제거하는 것이 건강을 위해 좋다.」라고 선전한 것도 있었다.

여기에 몹시 불쾌한 당시의 후생성은, 재빨리 정수기를 통한 물의 세균 테스트를 행한 바, 거의 대부분에서 다수의 세균류가 검출되었다. 그 결과를 보도 기관에 발표했기 때문에, 신문 등은 「정수기는 잡균의 둥지」라고 대대적으로 보도했다. 이것을 본 소비자는 큰 쇼크를 받아, 정수기의 인기는 한꺼번에 급락했다.

사람을 위하는 것인가 아닌가 라는 방법으로 세균을 분류하면,

① 유산균이나 메주콩 균처럼, 사람의 건강을 증진하는 균

② 콜레라균, 티푸스균, 병원성대장균과 같은 병원균

③ 해도 이익도 되지 않는 균 등

3종류로 나뉘어진다. 이 중에서 ③의 세균이, 종류도 숫자도 가장 많은 여러 가지 잡다하기 때문에 잡균이라고 부르고 있다.

따라서 잡균이 검출되었다는 것은 무해한 세균류가 발견되었다는 것으로, 그렇게 큰 소동이 되는 것은 아니지만, 문제가 되는 것은 그 수의 많음에 있다. 「수도법」의 수질 기준에는, 일반세균은 1mL 중에 100개 이하로 규정되어 있지만, 문제가 된 정수기라면, 1만개, 수십만 개라고 한 엄청난 수의 잡균이 섞여 있다.

오히려 어떤 경비 보장 회사가 정수기 제조에 참가하여, 「우리집에서 만드는, 미네랄 수」로 선전하는 문구로, 새로운 정수기를 판매한 적이 있다. 그 성능 표시에는 「잡균의 번식을 억제하는 발균의 제균력을 위해, 여과한 물에도 상온에서 6개월의 장기보존이 가능」이 있어, 분명히 정수기의 잡균문제를 의식한 것으로 생각되어진다. 그런데 이 상품을 국민생활 센터에서 테스트한 바, 잡균에 관해서는 종래와 변함없이, 48시간에 십만 단위의 수가 확인되었다. 이것은 메이커가 말한 대로 6개월간 보존한다면, 도대체 몇 백만 개가 되는가 상상하는 것도 무서운 결과였다.

왜 이런 상품을 만든 것인가? 그 이유를 분명히 밝히지 않은 채, 이 메이커는 철퇴되었기 때문에 진짜 이유는 모르지만, 놀랍

게도 어떤 종류의 광물은 살균력을 가지고 있다는 설을 믿고 있었다고 생각된다.

확실히 살균력을 가진 것도 있지만, 그렇게 강력한 것은 없다. 또 순도 높은 물로 만들려면, 세균의 영양원이 없이 번식하는 것은 없다는 설도 있다.

그러나 반도체의 세정에 사용하는, 대부분의 영양물이 제로에 가까운 물중에서도 번식하는 빈영양균도 있으며, 세균과의 싸움은 결코 손쉬운 것은 아니다.

여기서 최초 문제가 되었을 때, 활성탄에 살균력을 가진 은을 코팅한 항균 활성탄, 항균 수지 등을 여재로 사용하는 것도 생각되었다.

이들로부터 세균의 번식은 어느 정도 억제되었지만, 내구성의 문제와 은도 건강에 해가 있다고 해서, 근본적인 해결은 되지 않았다.

현재 주로 사용되고 있는, 활성탄+중공사막 형식의 정수기 경우, 활성탄의 여과수에 섞여있는 균을, 막으로 제거하도록 하고 있다.

막의 구멍보다 균 쪽이 크기 때문에 통과되지 않고 제균되는 것이지만, 균은 살아있는 것이기 때문에 정수기 내에서 점점 계속해서 증가하고 있다.

따라서 수중에는 없다고 해도, 정수기의 카트리지 중에는 잡균으로 가득하다고 생각하는 편이 좋을 것이다.

또 정수기의 출구 부분도, 싱크대의 돌출 부분이 오염되어, 여기에 흑 곰팡이가 생기기 쉽다. 출구는 하향이기 때문에 잘 보이지 않지만, 면봉 등으로 문질러 보면, 새카만 곰팡이가 부착하기 때문에 소름이 끼칠 수도 있다.

곰팡이도 좀처럼 제거되지 않고, 번식력이 강하기 때문에 번거로울 수도 있다. 이러한 잡균, 곰팡이를 방지하기 위해 발본책은 있어도, 메이커 측에서는 결정적인 대책은 갖고 있지 않은 것 같다.

● 유지관리가 나쁘면 정수기가 「오수기」 된다.

정수기의 세균 오염을 방지하기 위해서는, 정수기 본체나 카트리지를 청결하게 유지해야 할 것이다. 즉 꼼꼼하게 청소할 수밖에 없다.

사용하는 사람은 청소가 필요한 것이라면 귀찮아서 사는 것을 그만두기 때문에, 메이커는 플러스면만 나열하여, 마이너스가 되는 청소의 것은 거의 언급하지 않는다. 이 때문에 정수기에는 청소가 필요하다는 것을, 모르고 사용하는 사람도 많다.

정수기를 사서 취급 설명서를 보면, 청소가 필요한 것과, 방법이 작은 글씨로 쓰여져 있다. 메이커에 의해 그 내용은 다소 차이가 있지만, 대체로 다음과 같은 내용이 기재되어 있다.

「정수기 본체를 수도꼭지로부터 분리하여, 우선 안쪽의 카트리지를 빼내어, 표면을 칫솔 등으로 주방용 중성 세제를 묻혀 문질러, 물이나 미지근 물로서 잘 씻어 흘러 보내세요. 또 씻을 수 없는 노즐이나 호스에 붙어 있는 오염물질, 흑곰팡이를 제거하기 위해서는, 염소계 표백제를 희석한 액체에 담구어 둔 후, 잘 씻어 주세요. 재차 사용할 때는 2분 정도 통수하고 나서부터 사용하도록 합니다.」

정수기를 사용하고 있는 사람은 많지만, 이처럼 제대로 청소하고 있는 사람은 어느 정도 있을까?

대부분은 물로 살짝 씻을 정도인데 이 정도라면 거의 세균은 남아있다. 유지관리가 나쁜 상태로 계속 사용하면, 카트리지의 활성탄에 흡착된 유기물은 세균의 영양원이 되기 때문에, 급속하게 증식이 진행되어 여과수에 다량의 세균이 섞이게 된다. 대부분의 정수기는 막으로 세균을 제거하도록 하고 있지만, 막의 표면에도 세균은 부착하여 번식한다. 대부분이 무해한 세균이기 때문에 이것이 원인으로 병이 된다는 것은 우선 없지만, 건강에 좋기 때문이라 생각하고 사용하고 있는 정수기로 세균을 번식시켜, 그 물을 마시고 있는 것은 무엇인가 이상하다.

정수기는 부지런하게 청소하여, 항상 위생적으로 유지하는 것이 중요하며, 사용하는 사람은 그것을 잘 인식해 둘 필요가 있다.

「그러한 것은 번거롭다.」「그러한 귀찮은 것은 아주 할 수 없다.」라고 하는 사람은, 오히려 정수기는 사용하지 않는 편이 좋을 것이다.

4. 정수기는 왜 악질상법의 표적이 되기 쉬운가?

정수기 사기, 여러 가지 방법

「불입 사기」「가공 청구」「복합 상법」 등 사기나 악질 상법의 피해는 끝이 없지만, 정수기도 악질 상법의 원인이 되기 쉽다.

수도국이 발행하고 있는 홍보지 등에 「수도의 점검을 가장하여, 정수기 등을 판매하는 가짜 수도직원에 주의하세요.」라는 알림이 흔히 게재되고 있다. 이것은 「점검상법」「실험상법」으로 불리는 수법으로, 수돗물에 대한 불안에 편승하여, 어떤 시기에 급증하여 많은 피해자가 나왔다.

초면의 수도국원 차림의 남자가 방문하여 「수질 검사하러 왔습니다. 물론 무료입니다.」라고 하여 거리낌 없이 들어가, 비이커에 넣은 수돗물에 시약을 한 방울 떨어뜨려 황색으로 변색한 물을 보여주며, 「이것은 물이 오염되어 있는 증거입니다. 이러한 물을 마시고 있으면 암에 걸립니다.」라고 불안을 부채질하여, 「이 정수기를 붙이면 안심됩니다.」라고 말해, 망설이면서 생각하고 있는 도중에 재빨리 수도꼭지에 부착해 버린다.

「신용으로 결재할 수 있기 때문에, 우선 신청서에 도장을 찍어주세요.」라고 도장을 받고 돌아간다. 돌아간 후 잘 살펴보면, 고액의 정수기 구입 계약서였다고 하는 것이다.

수도국 직원이 수돗물은 위험하다고 할리 없지만, 실험에 놀라 계약한 사람도 있다. 이것은 염소에 반응한 시약을 떨어뜨린 것으로, 잔류염소가 포함한 수돗물이라면 당연히 변색한다.

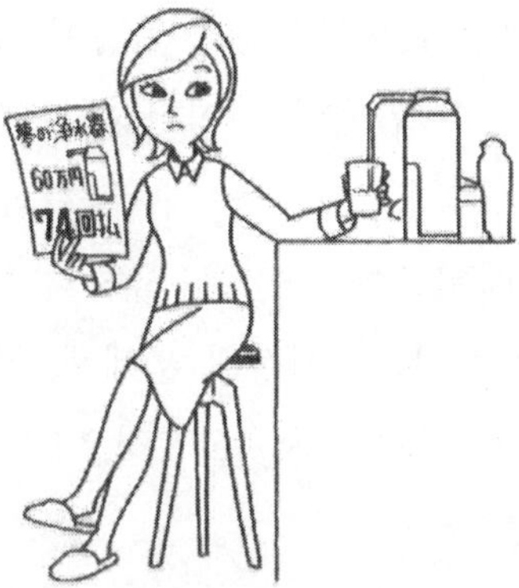

「사기당한 것은 다를까?」

또 실험기구를 가져가, 여기에 수돗물을 넣어 섞어 흔들어, 짙은 갈색의 부유물이 생성되는 것을 보여주며, 「이런 침전물이 가득한 물을 마시고 있네요.」라고 하여 겁을 주는 사람도 있다.

이것은 수중의 미네랄 성분을 응집시키는 약품을 넣은 것뿐이며, 나쁜 독도 아무것도 아니다. 이것은 정수기 사기의 대표적인 수법이지만, 어딘가 고전적인 수법으로 지금은 이러한 사기는 거의 없다.

최근 경향으로서는, 용돈 수입을 얻고 싶다고 하는 주부 등을 상대로 「부업 상법」 「복수 상법」 정도의 것이 증가하고 있다. 수법은 「모니터로 등록하여, 보고서나 추천문을 써주시면, 원고료를 드립니다.」라고 유혹하여, 우선 정수기를 사게 한다.

원고를 써서 보내도, 유감스럽게 채용되지 않았다고 하여, 원고를 보낸 사람에게 원고료를 지불하지 않는다. 또 「월수 100만원도 꿈은 아니다.」라고 하는 신 비즈니스의 설명회에 유도하여,

정수기 한 대 팔면 수만 엔의 마진이 들어와, 금방 100만 엔 정도는 모을 수 있다고 부추겨, 고액의 정수기를 구입하는 입장에 처하게 된다. 싼 물건에 비싼 가격을 붙여 판매한 것이기 때문에, 좀처럼 계약 등을 취소할 수 없다.

「무료로 드립니다.」라고 하는 프레이즈에 사람은 약하지만, 「신상품이기 때문에, 모니터 상품으로서 특히 선정된 분에게, 지역, 기간 한정으로 사용되고 있습니다.」 등으로서, 실질적으로는 방문 판매를 하고 있는 경우도 있다.

예를 들면 (재)일본 소비자 협회가 발행하는 「월간 소비자」(2004년 8월호)에 취급된 상담 사례도, 그러한 시제품으로 유혹하는 수법이다.

협회에 요청한 상담 경위는, 「중탄산소다를 사용한 청소용의 물을 PR하고 있기 때문에, 판매는 하지 않고 시공품을 배달해드리고 싶다.」라고 하는 전화가 있어서, 무료라면 방문을 승낙했다.

판매원은 일단 페트병 들이의 물을 가지고는 왔지만, 「수돗물과 중탄산소다를 이용하여 전기분해에 의한 이온화를 시켜, 마이너스 이온의 작용으로 오염이 제거되는 물을 만들 수 있는 이 기구를 사신분이 결국 유리합니다.」라고 하여, 포트형 전해 세정수 생성기로 불리는 기구를 추천하였다.

상담자는 어린 아이가 있는 20대 전업 주부로, 합성 세제로부터도 친 환경적이며 아이들에게도 안심할 수 있는 말에 이끌려, 신용에 의한 구입 계약을 체결하였다. 지불 총액은 60만 엔으로,

74회의 장기 분할 지불이라고 하는 조건이었다. 요약된 간단한 경위를 보는 것만으로도, 이 판매원의 설명은 의문투성이다. 우선 「전해 세정수 생성기」라고 하는 제품은 들은 적이 없다.

물을 전기 분해한다고 하면 알칼리 이온수 생성기지만, 이것은 세정수를 만드는 것은 아니다. 알칼리수와 동시에 산성수가 생성되며, 여기에는 살균력이 있기 때문에 청소에도 사용하지만, 세정력은 거의 없다.

청소용이라면, 중탄산수로 충분하며, 왜 전기분해할 필요가 있는 것일까. 「마이너스 이온의 작용으로 오염을 제거한다.」라고 하는 것도 전혀 맞지 않는 설명이다. 현재 가정용이라면 10만 엔대에 고성능의 정수기를 살 수 있는데, 60만 엔이라는 비싼 가격은 생각할 수 없다.

또 정수기와 같이 건물 내에 사용하는 기구는 오염이나 녹이 부착하기 쉽고, 그렇게 오래 동안 사용 할 수 없다. 따라서 7년이라고 하는 장기의 신용으로 사는 상품은 없다. 이 업자를 사기로 입건하는 것은 어렵지만, 실질적으로는 사기에 가깝다. 소비자로서는 업자의 모순투성이인 말을 믿지 않고, 비싼 상품을 장기의 신용으로 사는 계약 등을 체결하지 않아야 할 것이다.

♣ 정수기를 속이는 수법은, 파기하기 어렵다.

키가 커지는 건강 기구, 살이 빠져 슬림이 되는 건강식품, 하얗게 되는 화장품이라고 하는 상품이 악질 상법으로서, 종종 대상이 되어 거론되는 것이 있다. 이들 상품은 사용하여, 신장이 성장하지 않거나, 살이 빠지지 않거나, 하얗게 되지 않게 되면, 소비자로부터 불만이 제기되어, 사기로서 호소하는 수도 있다.

대개 상품은 그 효과를 눈으로 확인하거나, 실감할 수 있지만, 정수기의 경우는 「수돗물이 맛있는 미네랄워터가 된다.」「물분자의 덩어리가 작게 되어 몸에 흡수되기 쉽다.」「전기분해로 몸에 좋은 마이너스 이온수를 만들 수 있다.」 등 눈에 보이지 않는 효능이 많으며, 소비자가 확인하는 것은 어렵다.

문제가 되고 있는 물질이 확실하게 제거되고 있는 것일까, 미네랄 성분이 어느 정도 포함되어 있는가, 물분자의 덩어리가 정말로 작은가 등을 조사하기에는, 전문 기술과 분석 장치가 없으면 알 수 없다.

결국 소비자로서는 업자가 말하는 효능을 믿을 수밖에 없지만, 이것이 악질상법에 있어서는 약점이며, 사기의 속임수로서 정수기는 상당히 실정이 좋은 상품이 된다. 물론 표시의 성능이 보증된, 제대로 된 상품을 만들고 있는 메이커도 있지만, 대부분 효과가 없는 정수기를, 비싼 가격으로 판매하는 업자들도 적지는 않다. 업계 단체의 정수기 협회에서도, 조잡품의 배제가 과제이지만, 판정의 수단이 없으며, 실행은 상당히 어려운 것 같다.

정수기를 속인 악질 상법에 편승하지 않기 위해서는, 우선 어느 정도의 상품 지식을 가지고 있지 않으면 안 된다. 「유해한 물질은 무엇이든 제거하기 때문에, 결코 비싸지는 않다.」

등으로 현혹하여, 고액의 상품을 사게 하는 업자도 있지만, 무엇이든 제거하는 정수기 등은 없다.

이러한 업자는 다이옥신, 환경호르몬, 질산성질소 등 문제가 되고 있는 물질을 늘어놓아서 모두 제거한다고 선전하지만, 고성능의 정수기라도 품질표시법에 정해진 10개 항목 정도가 한도이다.

신용할 수 있는 상품은, 제거하는 유해물을 제대로 표시하고 있기 때문에, 이런 것을 선택한 쪽이 좋을 것이다. 또 방문판매로 강요 판매하는 정수기는 수십만 엔이나 하는 고액의 것이 많지만, 실제로는 10만 엔 이하 레벨의 상품이 만족스럽다. 방문판매로 끈질기게 추천하는 고액의 정수기는, 우선 의심하고, 구입은 보류하는 편이 안전할 것이다.

5. 정수기의 올바른 선택법, 사용법

사용목적을 잘 확인하여, 선택할 것

어떤 상품이라도, 사는 사람은 사용 목적이나, 필요를 가지고 있으며, 여기에 가장 알맞는 상품을 선택한다. 정수기의 경우는, 정수기 협회가 행한 조사에 의하면, 「맛있는 물을 마시고 싶기 때문에」「물의 냄새가 신경이 쓰이기 때문에」「안전한 물을 마시고 싶기 때문에」「건강에 좋기 때문에」 등의 항목이 상위를 차지하고 있다.

이렇게 나열해 보면 냄새에 관해서는 구체적으로 문제가 되는 물질을 제거하면 좋지만, 맛있다, 건강에 좋다, 안전하다는 등은 추상적이며 어느 정수기가 제일 요구자에게 적합한가 판단하기 어렵다. 여기서 소비자로서는, 각각의 항목에 해당하는 물질로서, 어떤 물질이 있는가, 확인해 두는 것이 필요하다.

우선 물의 냄새에 관해서는, 석회 냄새의 원인이 되는 염소는, 어느 정수기에도 거의 신경이 쓰이지 않을 정도까지 제거할 수 있다. 한편 곰팡이 냄새, 비린내의 원인이 되는 조류 등의 생성물에 관해서는, 미량으로 포함되어 있어도 느낄 수 있기 때문에, 여과 성능이 좋은 상품이 아니면 어렵다. 구체적으로는 여재의 양이 많으며, 거의 대형의 정수기 쪽이 좋다. 이러한 냄새의 원인이 되는 물질을 제거하면, 수돗물도 맛있게 마실 수 있다. 단지 맨션 등의 공동주택에서, 저수조나 급수관이 녹으로 철분이 섞여, 쇠 냄새가 나는 경우는, 마이크로 필터라는 중공사막을 여재로 한 정수기를 선택하는 편이 좋다.

건강에 있어서 유해한 물질이 포함되어 있지 않은 안전한 물이 건강에 좋은 것이며, 안전과 건강의 항목은 함께 생각해도 좋다. 건강이나 안전성에 관계하는 물질로서는, 트리할로메탄 등의 소독부생성물, 트리클로로에탄, 트리클로로에틸렌 등의 유기염소화합물, 시마진 등의 농약, 납 등의 중금속을 들 수 있다. 이들을 제거하기 위해서는, 활성탄과 중공사막을 여재로 사용한, 거의 대형 정수기 쪽이 성능이 높다.

정수기를 사용하는 이상 문제가 되는 유해물은 모두 제거하는 것을 기대하는 사람이 있는 것은 당연하다. 그렇지만, 정수기에서 제거되는 것은 지금까지 열거한 것이 주된 것이며 그 능력에는 한계가 있다. 또 정수기의 주된 기능은 제거하는 것으로 무엇인가를 플러스하여 건강에 좋은 물로 하거나, 맛있는 물로 하거나 하는 것은 할 수 없다. 따라서 정수기를 선택하는 경우 안전하고 맛있다고 한 막연한 목적은 아니고, 주로 무엇을 제거하고 싶은가를 잘 확인하여, 범위를 압축하여 선택하는 것이 중요한 포인트가 된다.

정수기가 필요한 수질인가 어떤가를 생각한다.

매일 생활에 직접 관계있는 인프라라고 하면 전기, 가스, 수도를 들 수 있다. 이 중에서 전기, 가스는 전국 어디에서나 거의 같은 품질의 것이 소비자에게 공급되고 있다. 그런데 수도는 그 지역이나 수원, 정수방법 등에 의해, 수질은 천차만별이라 해도 좋다. 정수장은 전국에 약 2,500개 있으며, 수원으로서는 지하수, 하천의 복류수, 호소수나 하천의 상류 또는 하류로부터 취수한 물 등 원료도 다양하다.

더욱이 정수방법도 여과, 살균만의 것으로부터, 완속여과, 급속

여과, 고도 정수처리 한 것까지 여러 가지 방식이 채용되고 있다.

수질에 관해서는 「수도법」의 수질기준에 의해 관리되고 있기 때문에, 위생이나 건강의 면에서는 어느 것도 차는 없지만, 수질이나 이들에 의해 변하는 맛에 관해서는, 상당한 차가 있다고 해도 좋다.

정수처리의 권위로서 알려진 코지마사다오(小島貞男)씨의 조사에 의하면, 수돗물의 맛으로 순위를 매기면, 특급, 1급, 2급, 3급으로 나눌 수 있다고 한다. 특급의 물은, 양질의 용수나 지하수를 소량의 염소로 소독한 것이고 가정에 직접 급수하는 수돗물로, 염소를 제거하면 시판의 미네랄워터와 비교하여도 손색이 없다.

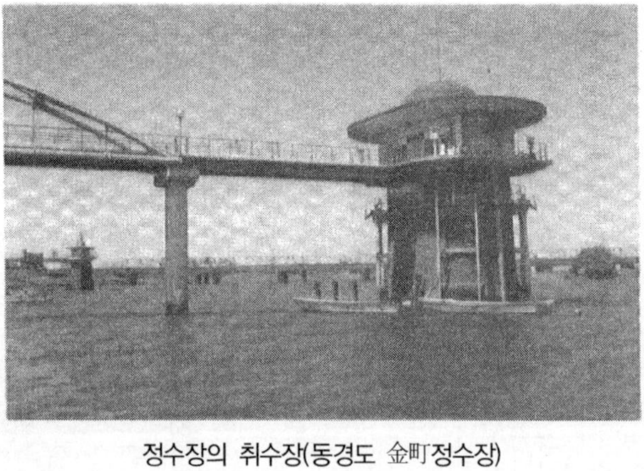

정수장의 취수장(동경도 金町정수장)

1급은 하천물이 침투하여 하저 지하를 흐르는 복류수와 오염되어 있지 않은 상류의 하천수나 호소수를 완속여과한 물이다. 2급수는 1급과 같이 같은 원수를 급속여과법으로 처리한 물, 또는 하류의 약간 오염된 하천수를 완속여과한 물이며, 3급수는 하천 하류에서 취수한 원수를 급속여과법으로 처리한 물로 석회냄새나 곰팡이 냄새가 있으며, 비린 맛이 나는 것도 있다.

일반적으로 토쿄나 오오사카 등의 대도시에서는, 유역으로부터 나오는 배수가 대량으로 흘러들어 큰 하천의 하류에서 취수하고 있기 때문에, 아무래도 3급수가 된다. 그렇지만 지방도시나 산간부의 마을에서는, 용수, 지하수, 하천상류의 물을 원수로 하고 있기 때문에 특급이나 1급 수돗물이 많다.

그렇지만 맛없는 물의 대표처럼 생각되고 있는 동경도의 수돗물도, 지역별로 자세히 보면, 특급에서 3급까지 나누어져 있다. 특급은 도내의 昭島市, 三鷹市, 武藏野市, 調布市, 羽村町 등으로 급수되고 있는 수돗물인데, 원수의 대부분이 지하수이기 때문이다. 특히 昭島市에서는 70~120m의 깊이에 있는 심층 지하수로부터 끌어올려, 소량의 염소를 가해 직접 가정으로 급수하고 있기 때문에, 자연의 맛이 그대로이며 수온도 일정하다.

1급은 타마천 상류의 물이나 복류수를 완속여과하여 처리한 물로, 세타야구, 스기나미구, 시부야구의 일부에 급수되고 있다.

2급은 타마천이나 사가미천, 토네천 상류의 물을 급속여과로 처리한 물로서, 이것은 八王子市, 東村山市, 町田市, 多摩市 등의 도내의 시와 구의 고지대에 급수되고 있다.

3급은 토네천이나 에도천의 하류로부터 취수된 물을 급속여과한 것이기 때문에, 江戶川區, 足立區, 荒川區, 墨田區, 江東區 등의 상가지역에 급수되고 있다. 江戶川의 하류에 있는 카나마찌 정수장에서는, 원수가 오염되어 있기 때문에, 통상의 급속여과법에서는 대응할 수 없고, 염소의 투입량을 증가시키거나, 활성탄 처리를 가하거나 하고 있지만, 최근에는 고도정수처리가 도입되어, 일부의 지역에서는 물맛도 개선되었다.

이러한 원수의 수질에 대해 생각하면, 정수기를 필요로 하는 것은 3급의 수돗물이 급수되고 있는 지역으로, 특급, 1급의 지역에서는 특히 사용할 필요가 없다고 해도 좋다. 또 2급의 지역은 석회냄새를 제거하기 위해 간단한 정수기로 충분하지 않을까?

전국적으로 보아도, 용수, 지하수, 상류의 하천수를 완속여과법으로 처리하고 있는 정수장이 아직 상당히 있다. 이러한 지역의 수돗물은 맛있을 뿐만 아니라, 트리할로메탄 등의 발암성 물질의 염려가 없고 안전한 물이다. 「수돗물은 정수기로 여과하여 마시지 않으면 안 된다.」라고 하는 풍조가 정착하고 있지만, 사용하고 있는 수도의 원수가 어떤 물인가를 조사한 후, 정수기가 필요한가, 어떤가를 판단하는 편이 좋을 것이다.

정수기의 능력, 성능에는 한계가 있다.

돌아가신 작가 有吉佐和子씨가 예전에 취재하러 뉴기니아의 오지에 여행했을 때, 수도도 없고, 물도 오염되었다고 들어, 일본에서 정수기를 지참하였다. 현지에서 탁한 물을 통과시키자 막혀서, 물이 나오지 않게 되었다. 「전혀 도움이 되지 않았다! 가당치 않은 모조품을 속아서 샀던 것이다.」라고, 대단히 분개한 것을 기사로 썼지만, 이 정수기는 결코 가짜 상품은 아니다. 탁질도 거의 없는 일본의 수돗물에 맞추어 만들어져 있기 때문에, 탁수를 통과시키면, 미세한 오염이나 눈에 보이지 않는 유기물을 제거하도록 설계된 정수기는 금방 막힘을 일으키게 한다. 이러한 물을 정화할 경우에는 우선 최대한 오탁물을 침전이나 여과로 제거하고, 이 물을 통과시키면 정수기도 성능대로 작동하게 될 것이다. 이것을 전처리라고 한다.

수돗물은 정수장에서 전처리를 행하고 있기 때문에, 정수기로 통과해도 막힘을 일으키는 탁도(고형 부유물)가 제거되어 깨끗한 물이 된다. 여기서 정수기에 요구되는 것은 잔류염소를 비롯하여 곰팡이냄새, 소독부생성물(트리할로메탄), 유기화학물질, 농약, 녹물 등 분자 레벨의 용해 성분의 제거가 중심이 된다. 이 때문에 정수기에는, 분자 레벨의 오염이 제거되는 활성탄, 중공사막, 역삼투막, 이온교환수지, 세라믹 등의 여재가 사용되고 있다. 각각의 여재에 의해 제거되는 것, 제거되지 않는 것이 있기 때문에, 무엇이든 제거하기 위해서는 모든 여재를 함께 조합하지 않으면 안 된다. 그렇게 하면 정수기의 사이즈도 크며, 조작도 복잡하게 되어, 가격도 고액이 될 것이다. 여기서 메이커에서는, 제거 대상

범위를 좁혀 여재의 조합을 결정하고 있다. 현재 시판되고 있는 정수기에는,

① 활성탄만의 타입
② 활성탄+중공사막 타입
③ 활성탄+세라믹+중공사막 타입
④ 활성탄+중공사막+이온교환수지 타입
⑤ 활성탄+역삼투막 타입

등이 있으며, 각각 제거할 수 있는 대상물이 다르다.

활성탄은 잔류염소 외에, 곰팡이냄새, 트리할로메탄 등의 유기화학물질을 어느 정도 제거할 수 있다. 중공사막은 활성탄으로 제거하고 남은 것이나 녹물, 곰팡이 외에 세균류를 제거할 수 있다. 여기 활성탄과 중공사막을 조합한 ②의 타입이 가장 많으며, 현재 정수기의 주류가 되고 있다.

이외에 납 등의 중금속을 제거하기 위해, 이온교환수지를 사용한 것도 있다. 역삼투막은 중공사 막보다도 훨씬 미세한 용해물을 제거하기 때문에, 거의 모든 것이 제거된다. 그렇지만 물의 맛을 좋게 하는 미네랄 성분까지 제거해버리기 때문에, 불순물이 없는 순도 높은 물을 요구하는 경우를 제외하고는 그다지 사용하지 않고 있다.

「가정용품 품질표시법」에는 13개 항목의 제거 대상물질이 열거되어 있지만, 정수기라면 어느 것이라도 그 모든 것이 제거되는 것은 아니다. 또 그 모두가 포함되어 있는 것은 아니며, 무엇

이든 제거되는 정수기의 필요성도 높지 않다. 선택의 경우는 여재의 조합에 의해 제거하는 것과 제거하지 않는 것이 있으며, 그 성능에 한계가 있는 것을 알아 둘 필요가 있을 것이다.

여재는 사용 도중에 오염이 부착하여, 능력이 서서히 저하한다. 사용초기는 90% 이상 제거율이라도, 3개월 후에는 트리할로메탄은 10% 정도로 저하하는 것이, 국민생활센터나 「생활의 수첩」의 테스트에서 보고되고 있다.

사용수량에 의해서도 다르지만, 잔류염소나, 곰팡이 냄새 이외는 1개월이나 사용하면 초기의 50%정도 밖에 제거되지 않는 것도 있다. 정수기는 제거할 수 있는 물질에 한계가 있지만, 더욱이 그 제거 능력에도 한계가 있는 것이다.

잡균문제나 막힘의 대응도 불충분

활성탄+중공사막 타입의 정수기가 주류를 이루고 있다. 수처리의 기본으로 보면, 고형 부유물이나 세균 등이 제거되는 중공사막으로 우선 큰 물질을 제거하고 다음으로 미세한 용해성분을 활성탄으로 제거한다고 하는 조합이 아니면 이상하지만, 실제로는 사용 방법이 역으로 하고 있다. 그 이유는 활성탄 층에서 잡균이 번식하기 때문에, 수중에 배출된 균을 중공사 막으로 제거하도록 하고 있기 때문에, 무리하게 역으로 하는 것이다.

이 때문에 잡균 문제는 일단 해결되었지만, 다른 문제가 부상했다. 이것은 막힘 문제로 큰 물질이 활성탄층에 부착하기 때문에, 막힘으로부터 여과수량이 저하하여, 정수기로부터 나오는 물의 흐름이 서서히 적게 되어 1리터 분의 물을 여과하는데 1분 이상 걸리게 된다. 이러한 경우는 여재를 채운 카트리지를 새로운 것으로 교환하지 않으면 해결되지 않는다.

또 중공사막은 폴리에틸렌, 폴리슬폰 등의 합성수지를 소재로 한 것이기 때문에 발수성(소수성)을 가지고 있다. 여기서 물의 통수성을 좋게 하기 위해, 계면활성제 등으로 표면을 친수성으로 처리를 하고 있다. 이 성분은 사용하기 시작하면서 서서히 녹아 나오기 때문에, 마시면 체질에 따라 몸 상태를 망치는 사람도 있다. 한편 잡균은 여과수에는 나오지 않지만 막의 외측에는 부착하고 있어, 활성탄층 내에 번식하는 균과 함께 생존하여, 그 수가 증가하면 세균의 생성물(엔도톡신)도 건강에 있어 문제가 된다.

♣ 잡균, 막힘의 해결은, 카트리지 교환 밖에 없다.

간단하며 콤팩트한 가정용 정수기라는 조건 중에는 잡균문제나 막힘을 방지하는 기능을 조합하는 것은 상당히 어렵다. 여기서 소비자에게 부담을 강요하게 되지만, 카트리지를 빨리 교환하는 것이 손쉬운 빠른 해결법이라고 할 수 있다. 이 경우 카트리지의 교환시기가 중요하다. 초기의 성능이 유지되고 있는 빠른 시기에 교환하면 제일 좋지만 카트리지는 결코 저렴하지 않기 때문에, 경제적 부담도 무시할 수 없다.

설명서를 보면, 대개 수개월에 교환하도록 하는 눈금이 기재되어 있다. 이것은 메이커 측에서 테스트를 행하여, 정수능력이 보증되고 있는 제거율 80%가 유지되고 있는 통수량을, 표준 가정의 1일 사용량으로 나누어 기간을 산출한 것이다. 단지 성능의 한계를 제거율 몇 %로 보는가? 1일 사용량을 몇 리터로 보는가에 의해 큰 차이가 생기기 때문에, 설명서에 쓰여 있는 교환 시기도 절대적이라고는 말 할 수 없다. 소비자 측에서 판단하는 데이터로서, 상품의 품질표시 표에 기재되어 있는 「정수능력」의 항목을 보아야 할 것이다.

예를 들면(유리잔류염소=총 여과수량 40,000L, 제거율 80% / 총 트리할로메탄=총 여과수량 8,000L, 제거율 80%)로 표시되어 있다면, 염소는 40,000L까지 초기의 성능이 유지되지만, 총 트리할로메탄은 8,000L이 한계라고 하는 것이다. 따라서 1일 20리터 사용하는 경우, 낮은 쪽을 기준으로 하여 약 1년 정도로 교환하는 편이 좋을 것이다.

교환 시기를 정확하게 정하기 위해서는, 우선 매일 마시는 물이나 요리용에 사용하고 있는 수량을 파악할 필요가 있다. 여기에 1일 사용량이 10리터였다면, 총 트리할로메탄의 총 여과 수량이

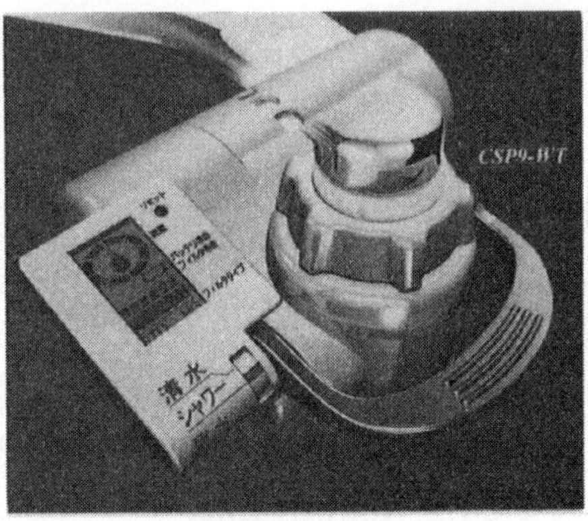

정수기의 사용 수량 표시

8,000L의 경우 교환 시기는 2년 이상으로 늘어나기 때문에, 경제적 부담도 가볍게 된다. 단지 매일 사용수량을 측정하여, 충실하게 기록해 두는 사람은 우선 없을 것이다. 이 때문에 사용수량과 카트리지 교환시기를, 액정화면에 표시하는 기능부착의 정수기도 나오고 있다.

정수기에는 어떻게 해서라도 필요한 기능이라고 생각되지만, 준비되어 있는 것은 아직 종류가 적다. 정수기의 기능을 저렴하고 간단하게 확인하기 위해서는, 잔류염소 농도를 조사하는 수질검사 약제나 기구를 사용하면 좋다. 정수기로 여과된 물에 약제를 떨어뜨리면, 염소가 포함되어 있는 경우는 핑크색이나 황색으로 변색한다. 염소가 제거되지 않고 정수되어 나오는 것은 전혀 도움이 되지 않기 때문에, 바로 교환하지 않으면 안 된다.

♣ 물을 세게 나오게 하면, 정수기의 여과 성능은 저하한다.

수도꼭지에서 세게 할수록 세차게 나오는 물은, 정말로 생명력으로 가득 차서, 활력이 넘치는 물이라는 느낌이 든다. 그러나 정수기의 물을 사용할 때는, 될 수 있는 한 수량을 작게 하여, 힘없이 가늘게 흐르도록 하는 편이 좋다.

제거율을 높이기 위해서는, 물이 여재와 접촉하는 시간이 길수록 좋다. 여기서 공장 등에 사용하는 여과 장치는 대형으로 여과층을 길게 하여, 물과 접촉이 충분하게 되도록 설계되어 있다.

그렇지만 주방의 한정된 공간에 설치할 정수기는 될 수 있는 한 작고 콤팩트하게 만들어져 있기 때문에, 여기에 물이 세게 흐른다면 제거되지 않고, 그대로 나오게 된다. 또 물을 세게 통과하면, 여재 중에 물이 흐르는 길이 생겨, 일부분만이 흐르기 쉽다. 이것을 「수류의 길」이라고 한다. 이렇게 되면 여재의 일부분밖에 사용하지 않고 전체의 능력이 빨리 저하하여, 물이 통과하지 않는 부분에는 잡균이 번식하기 쉽게 된다.

「선향 정도의 가는 흐름으로 사용하면, 여과효율은 높게 된다.」라고 전문가는 지적하고 있지만, 그렇게 답답하게 실행하는 사람은 적을 것이다. 일반적인 상품의 조건으로 고생하지 않고, 신경 쓰지 않게 자유롭게 사용하는 유지관리가 아니면 시류에 편승할 수 없다.

이점에서 정수기는 카트리지 교환이나 물이 나오는 방법, 청소 등에 신경 쓰지 않으면, 기대하는 효과가 발휘되지 않는다고 하는 점에서 우선 불만이 있는 상품이라고 할 수 있다. 물론 기술적으로는 이들을 해결하는 「꿈의 정수기」도 가능하지만 장소를 차지하지 않는 콤팩트하며 게다가 저렴하다는 조건과의 양립은 좀처럼 어렵다. 판매의 장해가 되기 때문에, 메이커는 입을 다물고 있지만, 소비자로서는 그러한 문제점을 인식한 후에 구입할 필요가 있을 것이다.

어떤 정수기를 선택하면 좋을까?

가전 판매점이나 슈퍼의 정수기 코너에는, 여러 가지 타입의 정수기가 가득 진열해 있다. 디자인이나 모양이 좋아서 선택하는 상품은 아니기 때문에, 사는 사람도 망설여져 판매원에게 묻거나, 「가격이 비싼 상품 쪽이, 무엇이든 제거하기 때문에 안심입니다.」라는 애매한 대답밖에 돌아오지 않는다.

판매원 중에 전문지식을 가진 사람도 적지만, 전문가라도 이 정수기가 좋다고 자신을 가지고 추천하는 것은 상당히 어렵다.

정수기는 활성탄의 뛰어난 여과와 흡착력을 이용한 것이 대부분이며, 어떤 상품을 비교해도 큰 차는 없다. 여기에 중공사막, 이온교환수지, 세라믹 등을 조합하여 세균이나 중금속을 제거하거나, 미네랄 성분을 부가하는 기능을 플러스하여 상품의 특징을 더 하고 있다. 그렇지만 기본적으로는 거의 같으며, 어떤 것을 선택하여도 큰 차는 없다. 따라서 「이것을 추천 한다.」라는 상품을 압축하는 것은 어렵지만, 유사품이 적고, 기능이나 형태에 특징이 있는 상품으로서 다음과 같은 상품이 눈을 고정시키기 때문에 소개하고 싶다.

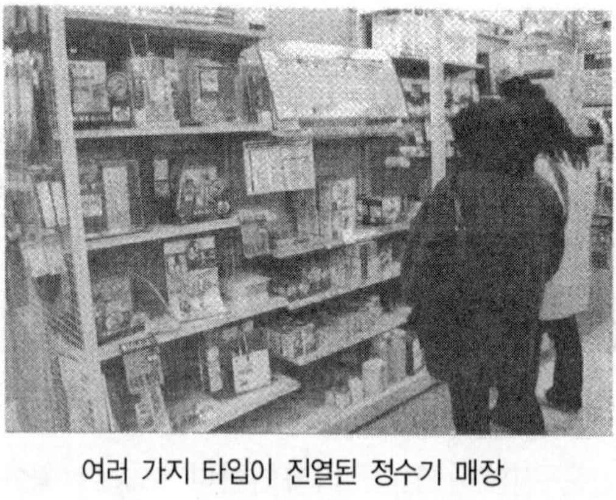

여러 가지 타입이 진열된 정수기 매장

♣ 여재의 세정기능을 가진 정수기 「하레Ⅱ」

약 35년 전 미국의 제임슨 하레 씨가 개발한 설치형 정수기이다. 현재는 거의 없어진 활성탄만을 여재로 한 것으로, 그 대신 활성탄 량이 많아 제거율은 높게 되어 있다. 본체, 부품, 호스 등으로 합성수지 제를 사용하지 않고 스테인리스, 놋쇠, 실리콘 등의 재질로 만들어져 있다. 언뜻 보기에 시대에 늦은 듯한 인상을 받지만, 이 때문에 다른 상품에 없는 다음과 같은 특징이 있다.

① 역세정 기능으로 잡균, 막힘을 해결

어떠한 여과 장치라도 사용하는 도중에 여재에 오염이 부착하여, 오염의 성분인 유기물을 먹이로서 세균이 번식하게 된다. 수처리 장치에서는 여과하는 흐름과 역방향으로 물이 흘러 오염을 세정하는 「역세」를 행하는 것이 상식으로 되어 있다. 물 대신에 더운물을 사용하면 더욱 효과는 높지만 정수기의 경우 열에 약한 합성수지제가 본체, 부품, 중공사막 등으로 많이 사용되기 때문에 어려운 점이 있다.

이 점 「하레Ⅱ」는 내열 재질로 만들어져 있기 때문에, 약 60℃의 더운물로 5분간 역세정하여, 15분간 뜸 들여 놓으면, 여재에 부착한 오염이 제거되고 살균도 할 수 있다.

② 물을 하부에서 상부로 통수시키기 때문에, 수류의 길이 생기지 않는다.

물은 성질에 따라, 위에서 아래로 흐르는 것이 보통이지만, 자연의 흐름에 역으로 하부에서 상부로 흐르는 「상향류여과」가 수

처리 장치에는 많이 행해지고 있다. 이 쪽이 여재에 골고루 물이 흘러 수류의 길이 생기지 않기 때문에 여과 효율이 높으므로, 「하레II」에는 이 방식이 채용되고 있다.

③ 7년간 카트리지를 교환하지 않아도 된다.

일반적으로 정수기는 오래 사용하기 때문에 1년, 보통은 반년 혹은 3개월에 한번 카트리지를 교환하지 않으면 초기의 성능은 유지되지 않지만, 역세를 행하는 「하레II」는 7년간 그대로 사용한다고 한다.

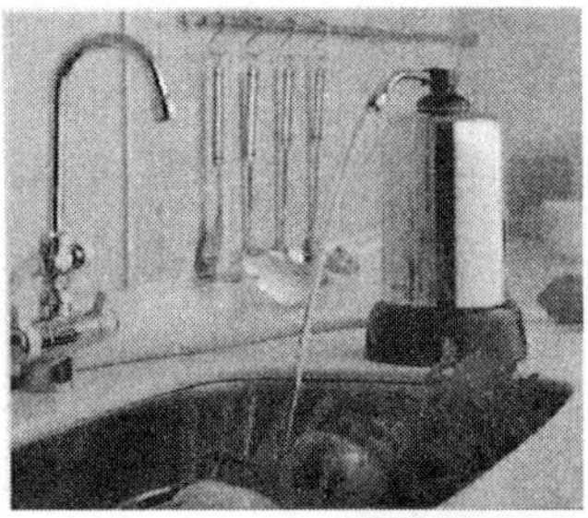

설치형 정수기 「하레 II」

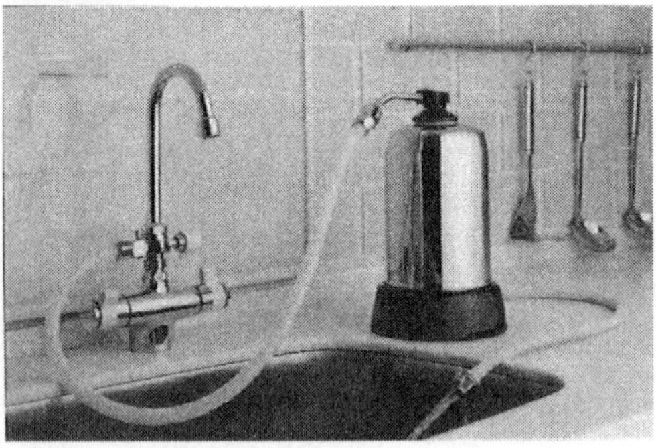

역세시 사용방법(제공 : RHS)

7년간이라는 것은 조금 길다고 하는 감도 있지만, 메이커에서 행한 실증 시험으로 충분히 뒷받침 되었다고 한다. 또 「생활의 수첩」이 7년간 분의 물을 하루 밤 계속 흘러 보냈다고 하는, 너무 고생한 실험에서도, 성능의 저하는 거의 없었다고 하기 때문에, 믿어도 좋지 않을까?

하레씨가 어떤 경력을 가진 사람인지 알 수 없지만, 수처리의 기본을 충실하게 경험을 쌓아 만들었다고 하는 느낌이 든다. 35년 전은 중공사 막도 실용화되어 있지 않았기 때문에, 여재는 활성탄뿐이었다. 그렇지만 용량이 크고 접촉시간이 길기 때문에, 트리할로메탄, 트리클로로에틸렌, 다이옥신, 농약 등도 활성탄만으로 충분히 제거할 수 있다.

메이커는 일주일 동안 1회 역세정하는 것을 권장하고 있지만, 이것이 귀찮다고 하는 사람도 있다. 단지 어느 정수기라도 분해해서 씻지 않으면 안 되기 때문에, 이것을 생각하면 호스의 연결 교환만으로, 여재의 세정이나 살균까지 할 수 있다고 하는 것은 높이 평가해도 좋은 것은 아닐까?

사용 편리함이 좋은 포트형 정수기 「브리타」

정수기의 타입으로 말하면 설치형, 수도꼭지 부착형, 빌트인형 등이 대표적이다. 어느 것이나 관으로 수도꼭지와 접속되어 있지만, 「브리타」는 어디에서나 가지고 다닐 수 있는 종류가 적은 포트 타입의 정수기로 독일산의 상품이다. 투명한 ABS 수지, 폴

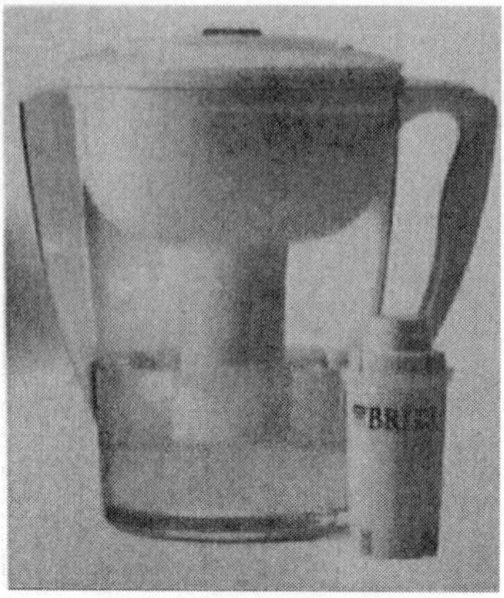

포트형 정수기 「브리타」

리플로필렌 제의 본체에 활성탄, 이온교환수지를 채운 카트리지를 세트한 것만의 간단한 구조이다.

여과하는 것도 수도의 수압을 이용하지 않고, 포트의 상부에 물을 부어, 자연의 흐름으로 필터를 통과하여 여과된 물이 하부에 고이는 장치이다. 어쨌든 느긋한 느낌이 들지만, 이 때문에 다른 것에 없는 특징을 가지고 있다.

① 자연의 흐름 때문에, 콤팩트한 비율로 정수효과가 높다.

물과 활성탄 등의 여재와 접촉시간이 긴 쪽이, 제거율은 높게 된다. 대형의 여과장치에서는 큰 탱크에 활성탄이 가득 채워져 있기 때문에, 수압을 걸어 단시간에 흘러도 접촉의 비율은 높게 된다. 그렇지만 수도꼭지 접속형의 작은 정수기에 강한 수압의 물을 흘러 보내면 접촉시간은 불과 몇 초로, 여재의 능력도 충분 발휘되지 않는다.

「브리타」는 1리터의 물을 얻는데 약 3분 걸리지만, 콤팩트한 정수기로 여과 효율을 높이기 위해서는, 이것이 확실한 방법이라고 할 수 있다. 또 천천히 흐르기 때문에, 수류의 길도 생기지 않는다.

② 이온교환수지로 여분의 미네랄을 제거

카트리지에는 활성탄에 더해, 중금속 등이 제거될 수 있는 이온교환수지가 들어 있기 때문에 납, 동, 알루미늄 등도 제거할 수 있다. 또 물을 맛없게 하는 여분의 미네랄(일시 경도) 성분도 제거하기 때문에 물이 순한 맛이 된다. 독일에서 만들어졌지만, 일본의 수돗물에 맞추어 여재의 배합을 조정하고 있는 것 같다.

③ 구조가 간단하기 때문에 카트리지 교환이나 청소가 간단

간단한 구조이기 때문에 본체 용기로부터 카트리지를 간단하게 분리할 수 있으며, 카트리지 교환의 시간이 걸리지 않는다. 또 용기마다 전부 세정할 수 있기 때문에 청소를 깨끗하게 행하면 잡균이 용기 내에 번식할 염려가 없다.

④ 성가시게 부착하는 시간이 필요 없다.

어떤 정수기도 수도꼭지에 직접 부착하든가, 관으로 접속하지 않으면 사용할 수 없다, 꼭지의 사이즈, 형태도 여러 가지이며, 여기에 맞는 어댑터도 준비하지 않으면 사용할 수 없다. 또 꼭지로부터 물을 모두 정화하는 것은 소용없기 때문에, 교환 손잡이를 조작하지 않으면 안 된다.

최근에는 따뜻한 물도 나오도록 되어 있기 때문에, 무심코 정수기에 따뜻한 물을 통과해버리면, 플라스틱제가 변형, 변질될 수 있다.

실제로 사용해 보면 이러한 조작은 결국 번거롭고, 한정된 싱크의 장소를 차지하고 있기 때문에 방해가 된다.

이점 「브리타」는 이러한 성가심, 번거로움이 없고, 어디에나 가지고 운반할 수 있기 때문에 사용하기 쉽다.

정수기의 성능과는 관계없지만, 본체 가격이 저렴하기 때문에 특징이라고 할 수 있을 것이다. 여러 가지 형태가 있지만, 본체는 3천 엔 정도로 표준적인 설치 타입의 3분의 1이하이다.

단지 카트리지 세트의 가격이 본체와 거의 같으며, 밸런스는 안 좋지만, 정수기의 생명은 결국 카트리지이기 때문에 용기가 아닌 카트리지를 생각하는 편이 좋다.

포트형 정수기는 상표 수가 적으며, 소비자에 있어서 선택 항목이 한정되어 있는 것이 어려운 점이지만, 최근에는 카트리지에 중공사막 필터를 조합한 주전자형 정수기 「크린 수 02」가 미쯔비시 레이욘에서 출하했다.

중공사막 타입이기 때문에 탁도나 녹물도 제거할 수 있으며, 아파트나 공동주택에 사는 사람에게 적당하다.

물의 성질로부터 생각하면, 반도체 분야처럼 한꺼번에 10배의 처리량을 가진듯한 기술이 개발될 가능성은, 수처리 분야에서는 거의 없다고 해도 좋다. 이 때문에 정수기의 종류는 많지만, 두드러진 성능이나 특징을 가진 상품은 없고, 어느 것이나 하나를 선택하게 되면, 결정 방법은 부족할 수 있다.

여기서 전문가의 입장에서 말하면 참신성은 없어도, 수처리의 기본을 충실하게 입각하여 만든 상품이 성능 면에서 믿을 수 있다고 생각한다.

5장

整水器, 활수기를 검증한다

건강식품, 건강음료, 건강기구 등 「몸에 좋고, 건강 증진에 도움」을 구가하는 상품이 인기가 높지만, 정수기 업계에서도 물을 정화는 것만이 아닌, 몸에 좋은 물을 만드는 기능을 가진 상품이 증가하고 있다.

구체적으로는 위장병의 증상 개선에 효과가 있는 알칼리 이온 整水器, 전기분해, 자기, 세라믹 등을 사용하여 활성수소가 많은 물이나, 물 분자의 집합체(클러스터)가 작은 물을 만드는 活水器 등이 시판되고 있다.

整水器, 活水器라는 명칭은, 정수기처럼 일반적으로 인식되고 있는 것은 아니다. 명칭의 통일 기준도 없기 때문에, 소비자로서는 선택해야 할 경우에, 우선 어떤 상품인가를 판단하는데 망설이게 된다.

1. 整水器나 活水器, 정수기와 어떻게 다른가?

整水器, 活水器에 관해서 명확한 정의는 없다. 물의 성질이나 성분을 조정하여, 몸에 좋은 물로 만드는 것이 整水器, 그렇지만 시판되고 있는 상품의 명칭을 보면 「알칼리 이온整水器」 「알칼리 이온수 생성기」「마이너스 이온수 생성기」「산화환원수 생성기」「전해 환원수 整水器」 등 다양하며, 정말로 여러 가지 종류가 있는 것처럼 보이지만, 이것들은 모두 전기 분해로 알칼리수를 만드는 整水器라고 할 수 있다.

물을 활성화시켜, 물이 가진 본래의 기능과는 다른 작용을 가진 물로 변하는 것이 活水器 라고 할 수 있다. 活水器는「산화환원 활수기」「미네랄 활성 환원수기」「磁氣 활수기」「고자계수처리기」「파이워터 활수시스템」 등 멋대로 좋은 이름의 상품명을 붙여 팔고 있으며, 실체를 찾기 어렵다.

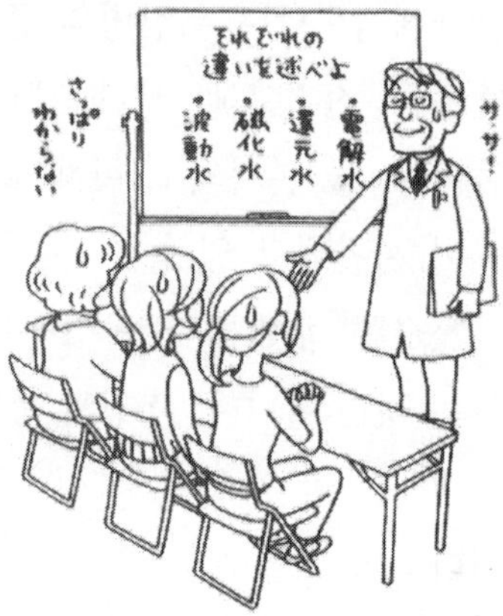

それぞれの違いを述べよ
波動水
磁化水
還元水
電解水
さっぱりわからない
サ・サ!

「전혀 몰라요, 선생님 너무 어려워요.」

활성화 방법으로부터 판단하면, 자기로 처리하든지 혹은 특정의 광물과 접촉시키는 것이 대부분이다. 알칼리 이온수도, 전기 분해로부터 물을 활성화하는 것이기 때문에 활성수의 일종으로, 활수기로 부르고 있다.

이 때문에 整水器와 活水器의 구별은 상당히 애매하며, 그 차가 분명하지 않다. 整水器나 活水器도 대부분 활성탄 혹은 중공사막으로 여과한 정수를, 전기분해 등으로 활성화하는 방식을 채용하고 있다. 따라서 기본적으로는 정수기의 일종이며,

여기에 알칼리 이온수나 磁化水를 만드는 기능을 부가한 것이기 때문에, 整水器, 活水器라는 것은 정수기+알파를 생각하는 편이 좋을 것이다.

2. 알칼리 이온수라는 것은? 어떤 효용이 있는가?

이상한 물도 마법의 물도 없다.

알칼리 이온수라고 하면 하이테크 물처럼 생각하는 사람도 있을지 모르지만, 그 원리는 1800년대 영국에서 발견되어, 초등학교의 교과서에도 나오는 일반적인 것으로, 마법의 물도 기적의 물도 아니다. 물을 전기분해하면, 함유되어 있는 물질은 마이너스 혹은 플러스 성질을 가지고 있기 때문에, 플러스 성질을 가진 칼슘이온, 마그네슘이온 등은 마이너스 극측으로 끌려 모여져, 알칼리 이온수가 생성된다. 한편 마이너스의 염화물이온이나 탄산수소이온 등은 플러스 극측으로 끌려 모여지기 때문에 산성수가 생성된다.

「알칼리 이온整水器」는 이 원리를 응용한 것이기 때문에, 수돗물을 먼저, 활성탄, 세라믹, 중공사막 등을 세트한 카트리지로 여과하고, 여기에 전기분해를 촉진하기 위한 칼슘제를 첨가하고 나서, 전해조에서 전기분해 한다. 전해조의 양단에는 플러스와 마이너스의 전극이 있으며, 중앙에는 알칼리 이온수와 산성수를 구분하는 격막이 있다.

따라서 명칭은 알칼리 이온整水器이지만, 동시에 산성수도 생긴다. 알칼리수를 얻는 것이 목적이기 때문에, 산성수는 버리게 되지만, 상품은 목적에 따라 양쪽의 물을 모두 사용하도록 되어 있다.

물의 성질을 나타내는 단위에 수소이온농도(pH)가 있으며, 이 지수가 큰 것이 알칼리성, 작은 것이 산성이라고 한다. 음료수는 어느 것도 아닌 pH 7전후의 중성의 물이 적합하다.

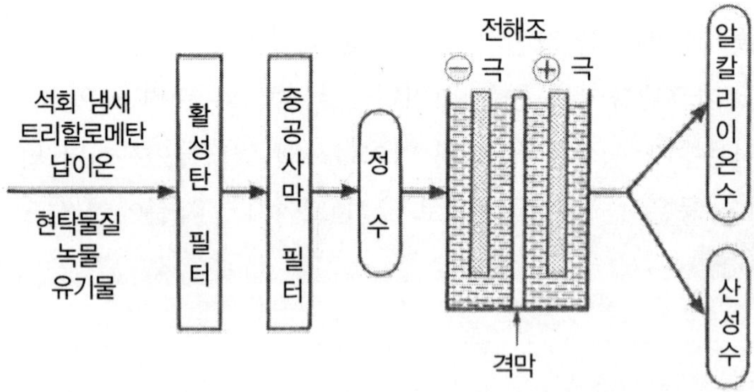

pH 7을 기준으로 하여 8, 9가 약 알칼리 수, 10이상이 강 알칼리수이며, 6, 5가 약 산성수, 4이하가 강 산성수로 일단 나눌 수 있다.

♣ 확실한 것은 위장병의 증상개선과 미용효과 뿐

整水器로 주로 만드는 것은 약 알칼리수와, 약 산성수이며, 사람의 건강에 미치는 효능, 효과에 대해 몇 가지인가 확인되고 있다.

메이커의 카탈로그 등을 보면, 최대한 효능을 늘어놓고 있지만, 현재 후생노동성이 「약사법」에 근거하여 승인하고 있는 것은, 다음 사항으로 한정하고 있다.

- 알칼리 이온수 = 만성설사, 소화불량, 위장내 이상발효, 위산과다 등 여러 증상의 억제 개선 및 제산효과이다.
- 산성수 = 미용용으로서 아스트린젠트 효과이다.

이들은 「의료용 물질 생성기」로서, 장관 명의로 승인 · 허가를 낼 때, 명칭, 제조방법, 효능 효과 등에 관해서, 승인의 기준, 조건을 나타낸 것이기 때문에, 제품의 성능이나 효능, 효과에 관해서는 「보증서」 부여한 것은 아니다. 메이커 중에는 후생노동성이 품질, 성능을 보증하고 있는 듯한 선전을 하고 있는 것도 있으며, 여기에 관해서는 자제 요청이 장관지시로 나오고 있다. 단지 이 효용만으로, 위에 불안이 없는 사람은 사지 말고, 아스트린젠트용이라면 화장수를 사는 편이 저렴할 것이다.

여기서 메이커에서는 제산효과에 덧붙여 칼슘이 풍부한 물이 된다, 활성산소를 없애는 산화 환원수가 된다, 산성수에는 살균력이 있다, 아토피성 피부염에 듣는다, 알칼리수라면 차나 요리가 맛있게 된다, 등의 효용을 늘어놓고 있다. 또한 음료수로서는 물론 밥 지을 때 요리, 야채의 쓴맛 제거에서부터 세면, 행주의 소독까지, 폭넓게 이용할 수 있는 가정용 기기로서 판매에 열을 올리고 있다.

⁂ 알칼리 이온정수기에 기대할 수 있는 효능은 무엇인가?

사람의 혈액이 약 알칼리성으로 유지되고 있지 않으면, 여러 가지 장해가 일어나기 때문에, 알칼리성 식품을 많이 먹는 사람이, 건강에 좋다고 하는 설이 일시 유행했다. 整水器도 당초 알칼리수를 마시면, 건강이 유지된다고 하여 판매하고 있다. 그러나 혈액이 알칼리성으로 유지되고 있는 것은, 인체에 갖추어진 컨트롤 기능에 의한 것이기 때문에, 음식물이나 음료수와는 관계없는 것으로 알려져 있으며, 효용은 없다고 할 수 있다.

그렇지만 업자 중에서는 의연히 고혈압, 암, 당뇨병, 아토피성 피부염, 무좀 등의 증상이 개선된다, 체질이 경이적으로 개선되어 젊음을 되찾는다는 등 「약사법」에 위반하는 구매 권유나 홍보물로 권유하는 경우가 많이 있다. 이로 인해 국민생활 센터나 전국의 소비자 센터에 문의되어, 정수기에 관한 불만이나 상담이 증가하고 있다.

여기서 업계 단체인 「알칼리 이온 정수기 협의회」에서는, 학자 등으로 구성되어 있는 제3 연구기관에 위탁하여, 과학적으로 근거가 있는 효능, 효과의 검증에 몰두하게 되었다.

조사, 연구, 결과의 검토로서 동 회가 확인했다고 하는 효능, 효과로서 제산, 아스트린젠트 효과에 덧붙여, 보통의 수돗물이 정호수 보다도 칼슘을 많이 포함하여, 전기분해에 의한 흡수 효율이 높아진 것, 전기 분해로 물 분자의 집합체(클러스터)가 작게 된 것, 수소를 많이 포함한 환원수로 활성산소를 없애는 작용이 있으며, 아토피성 피부염의 개선 · 치유에가 나타난다, 야채의 쓴맛을 제거하거나 조리 시간이 단축된다는 것 등을 들고 있다.

앞으로 실험 · 연구가 진행되면, 미지의 효능, 효과가 더욱 분명하게 될 가능성이 높다고 하고 있다.

한편 국민생활 센터가, 시판되고 있는 일부의 整水器로 만들어진 알칼리수, 산성수에 관해서 테스트한 결과도 발표되고 있다.

이것을 요약하면, 생성된 칼슘량은 기껏해야 20~30ppm 정도이고, 수입 미네랄워터의 10분의 1정도이며, 수돗물에 비해 특히 많다고는 말할 수 없다. 또 제산효과도 상당히 약하기 때문에, 위산과다 상태를 개선하기 위해서는, 10~20리터의 알칼리수를 마시지 않으면 효과는 없다고 한다.

산성수의 효과에 관해서는 아스트린젠트로서 사용한 경우, 피부를 잡아당겨 화장 벗겨짐을 방지하는 「수렴」 효과를 초래하는 산도에 관해서도 조사한 바, 시판 화장수의 10분의 1정도 적은 것이 많으며, 그다지 효과는 기대할 수 없다고 한다.

산성수에 행주나 물수건을 담가두면 살균될 수 있다는 점에 관해서도, 오염으로 인해 바로 pH가 상승하여, 효과가 거의 확인되지 않고 있다.

이처럼 알칼리 이온수나 산성수에는, 현저한 효과는 인정되고 있지 않는 듯 하다. 이것은 약 알칼리수, 약 산성수이기 때문이며, 반대로 강 알칼리수, 강 산성수이면 특출한 효과가 인정될 것이다. 그 대신 인체에 대한 위험도도 높게 되며, 마이너스 효과도 크게 될 것이다.

건강에 있어서 해가 없는 안전하며, 어느 정도의 효용을 기대할 수 있다는 것이, 정수기로서 만든 알칼리이온수의 특징이며, 또 한계라고 할 수 있다.

3. 환원수는 어떤 물이며, 왜 몸에 좋다고 하는가?

「활성산소」를 없애는 환원수는 무엇인가?

건강관련 도서 등을 보면, 활성산소의 두려움을 강조하는 책이 많다. 산소에는 산화작용이 있으며, 식칼 등의 금속을 녹슬게 하듯이, 인체도 녹이 슬어 노화나 암세포의 발생을 촉진시킨다는 것이다.

활성산소는 산소분자로부터 발생하는 것이지만, 상당히 불안정한 상태에 있는 반응성이 높은 물질로, 다른 원자나 분자와 쉽게 반응한다.

「Free Radical」이라고 하듯이, 체내에는 지질이나 단백질의 산화, DNA의 손상 등을 일으키는 과격파 분자로 되어 있다.

호흡으로 들어오는 산소의 약 2%가 활성 산소화 하지만, 보통은 체내의 항산화물질로부터 분해된다. 그렇지만 스트레스나 건강하지 못한 생활, 환경의 악화 등으로 현대인은 과도한 활성산소를 체내에 안고 있는 상태이다. 그렇기 때문에, 대부분의 책은 스트레스가 적은 생활이나 항 산화력이 있는 식품을 많이 섭취하도록 권장하고 있다. 이러한 배경으로부터 최근이 되어 주목받고 있는 것이 산화 환원력을 가지고 있다는 「산화 환원수」(환원수)이다.

∴ 환원수에는 어떤 작용, 효용이 있는가?

환원은 산화된 물질을 원래의 상태로 되돌리는 것으로, 그러기 위해서는 산소를 원래대로 되돌릴 필요가 있다. 환원작용을 촉진하기 위한 환원제로서 수소, 이산화유황, 일산화탄소 등이 사용되고 있지만, 산화수를 환원하기에는 수소의 역할이 중요하다. 따라서 환원수는, 수소를 많이 포함한 활성수소수라고도 하고 있다.

물이 산화된 상태인가, 환원된 상태인가를 나타내는 지표로서, 「산화환원전위」(ORP)가 있으며, pH도 동시에 측정하는 측정기도 시판되고 있다.

ORP는 밀리볼트(mV) 단위로 표시되어, 100% 산화된 상태의 전위는, 플러스 820mV로 수도수는 지역에 의해 차가 있지만, 플러스 300～500mV로 상당히 높다. 시판되는 미네랄워터는 +200mV 정도, 정호수, 용수는 공기와 접촉한 것이 적기 때문에, +150～-50mV 정도로 상당히 낮은 레벨로 되어 있다. 한편 수도수는 처리공정에서 염소를 첨가하거나, 교반하기 때문에, 상당히 산화가 되어 있다.

이처럼 물에 있어서 환원된 정도는 다르지만, 환원수는 ORP가 +200mV이하의 물로 되어 있다. 활성산소를 제어하는 효과 외에, 산화나 부패를 방지하는 효과도 있다. 따라서 껍질을 벗긴 사과를 담가두면, 변색하지 않기 때문에 싱싱한 상태로 보존할 수 있다. 또한 취사용으로 사용하면 밥이 산화되지 않기 때문에 오래 유지된다.

이외에 녹슨 철물을 담가두면, 서서히 제거되어 깨끗하게 되며, 꽃병의 물로 사용하면 꽃의 수명이 늘어난다. 이 물로만 사용하면 식물의 생장이 촉진되는 등 실험의 결과 일반적인 물에 없는, 여러 가지 효과가 확인되었다고 하는 보고도 있다. 단지 ORP 수치에 의해 효과도 다르지만, 그 관계에 관해서는 충분히 해명되고 있다고는 말할 수 없다.

알칼리 이온수는 환원수인가?

앞의 설명대로 효과, 효용이 있으면, 환원수는 사람의 건강에 있어서 빠뜨릴 수 없는 물인 것은 틀림없다. 단 매일 마시는 물이 되려면, 간단하고 저렴하게 구할 수 있어야 된다. 그렇다면 우리 주위에 있는 물중에서, 어떤 물을 환원수라고 말할 수 있을까?

환원수의 연구자로 알려져 있는, 규슈대학 대학원의 시라하타(白畑實隆)교수에 의하면, 세계 중에 점재하는「기적의 물」에 관해서 조사한 결과, 프랑스의「루루드의 샘」, 독일의「놀테나우의 물」, 멕시코의「토라코테 마을의 물」,「나다나의 정호수」등은 활성수소를 풍부하게 포함한 환원수였다고 한다. 그러나 이러한「기적의 물」을 일본에서 마시는 것은 아무래도 무리지만, 인공적으로 만들어진 전해수에 그 효과가 인정되었다고 한다.

물을 전기분해하면 만들어지는 알칼리 이온수도 환원수라고 하고 있지만, 시라하타(白畑)교수에 의하면, 알칼리 이온수는 수소이온을 많이 포함한 알칼리성의 물이다. 환원수는 환원력을 가진 활성수소를 풍부하게 포함하여, 활성산소를 제거하는 힘을 가진 물이며, 알칼리 이온수와 같은 것이라고 하지는 않는다.

그러면, 어떤 물이 활성수소를 많이 포함하고, 활성산소를 제거하는 능력을 가지며, 사람의 세포나 기능을 활성화하는 작용이 있는가? 이것을 평가하는 지표가 없으면, 정확하게 선정할 수 없다. ORP가 사용되고 있지만, 물의 산화 환원력을 나타내는 하나의 지표이며, 종합적으로 평가하는 것은 아니다.

시라하타(白畑)교수는 여러 가지 데이터를 근거로, 정말 건강에 좋은 물인가를 종합적으로 판단하는 활성수소 정량법의 필요를 느끼게 되었다. 그 지표 만들기를 진행하고 있지만, 충분한 뒷받침이나 검증을 얻을 수 없으면, 오용되거나 악용될 우려가 있다고 판단하여, 그 공표에는 신중을 기하고 있다.

「암이 사라졌다, 아토피성 피부염이 나았다.」 등 정말로 기적이라고 생각하는 물을 카피로 팔고 있는 환원수가 있지만, 그 효과는 반드시 객관적으로 입증하는 것은 아니다. 환원수의 매력있는 여러 가지 효용을, 과학적으로 실증한 데이터가 분명할 때까지는, 아직 상당한 시간이 걸리는 듯하다.

♣ 클러스터가 작은 물은 건강에 좋은가?

「이 미네랄워터의 물은, 클러스터가 작기 때문에 흡수되기 쉬우며, 게다가 맛있다.」라고 선전하는 상품이 증가하고 있다. 「클러스터」는 건강에 좋은 맛있는 물의 키워드로 되고 있는 것 같다.

물의 클러스터라고 하는 것은, 도대체 어떤 것인가? 이것을 이해하기 위해, 분자 레벨에서 문의해 볼 필요가 있다.

♣ 물분자의 구조

1개의 물 분자는 중앙에 1개의 산소와 양쪽에 2개의 수소가 붙어 있는, 팬더 혹은 미키마우스의 얼굴 같은 형태를 하고 있다. 액체의 물은 한 개의 물 분자가 단독으로 존재하는 것은 없고, 수소결합에 의해 물 분자끼리 결합하여 큰 덩어리로 되어 있다. 그 형태가 포도송이로 닮아있기 때문에, 클러스터로 부르고 있다.

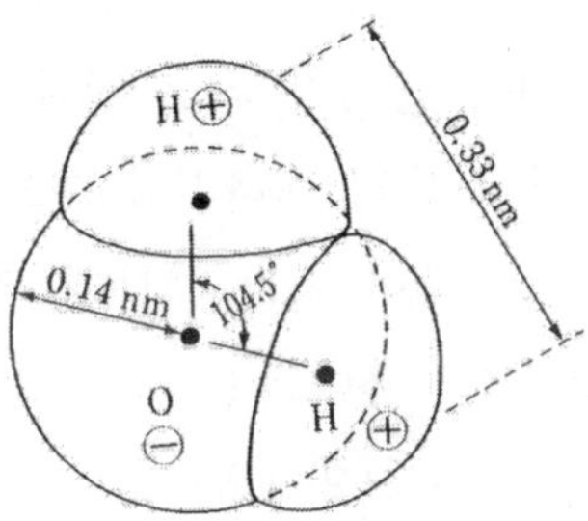

물분자 구조

덩어리를 구성하는 분자의 수가 많을수록, 클러스터는 크게 되며, 적을수록 작게 된다. 물 분자의 크기는 반경이 0.14nm(1nm=100만분의 1mm)로, 원형이 아니므로 직경을 나타내기 어렵지만, 원으로 둘러싸면 0.33nm 정도가 된다. 이것이 몇 개 결합하고 있는가에 의해, 클러스터의 크기가 변한다.

한편, 물 분자와 물에 녹은 이온상의 미네랄은, 세포막을 통해 체내에 흡수된다. 인체는 약 60조 개의 세포로 구성되어 있다. 세포 1개의 크기는 1㎛(1000분의 1mm)전후이고, 그 표면에는 적은 것은 3천, 많은 것은 30만 정도의 구멍이 있으며, 세포 내부와 연결하는 채널로서 기능을 하고 있다.

미국 존스 · 홉킨스 대학의 피터 · 아그레 교수는, 물 분자가 세포로 들어가는 길 「물 채널」의 존재를 발견하여, 이것을 AQP(아쿠아폴린)으로 명명하였고, 이 공로로 2003년 노벨화학상을 수상했다.

이 채널의 크기는 0.7nm 정도이고, 물이나 이온화 미네랄이 그 최소 단위까지 작지 않으면 흡수되지 않으며, 클러스터가 작은 물이 건강에 좋다고 하는 근거가 되고 있다.

클러스터는 전기, 자기 등의 에너지를 받으면, 수소 결합이 분단되어 클러스터가 작은 물이 되기 때문에, 전기분해, 자기 처리된 물은, 몸에 좋고 맛있는 물이라고 하여 판매하고 있다. 단, 물의 클러스터는 1피코 초(1조분의 1초)라는 속도로, 모이거나 흩어진다는 연구보고가 있다.

작은 클러스터가 안정적으로 존재하는 물이, 과연 실제로 존재할까? 더욱이 나노 보다 10분의 1이나 작은 영역에 존재하는 물 분자와 물 채널에 관해서는, 아직 해명되지 않는 부분도 많고 「클러스터가 작을 물이기 때문에 흡수되기 쉽다.」라고 단정하는 것은 있을 수 없다.

4. 磁化水, 파이(π) 워터, 波動水는 어떤 물인가?

☘ 활성화하면 물은 어떻게 변하는가?

알칼리 이온수나 환원수 뿐만 아니라 자화수, 파동수, 파이워터, 미네랄 활성수 등 들어보지 못한 생소한 이름의 물이 증가하고 있다.

이들 물을 만드는 것이 활수기이며, 정수기나 整水器와는 그 구조가 다르다. 그러면 활성수라는 것은 어떠한 물이며, 어떻게 해서 만드는 것일까.

우선 물을 성상으로부터 분류해보면, 3가지 타입으로 나눌 수 있다.

제1의 물이라고 할 수 있는 것이, 인공적으로 가하지 않은 자연의 물로, 일반적으로 「천연수」로 부르고 있다. 제2의 물은, 여과, 살균 등 용도에 따라 인공적으로 가한 물로, 정수처리를 한 「수도수」가 대표적이다. 여기에 대해, 물을 활성화하여 특별한 기능을 부가한 물이 「기능수」로 제3의 물이라고 할 수 있다.

활성수도 기능수의 일종으로, 물을 활성화하기 위해서는 다음과 같은 방법이 있다.

① 어떤 종류의 에너지를 가한다.

② 미네랄을 첨가하거나, 세라믹이나 천연석에 접촉시킨다.

③ 여과막, 분리막, 역삼투막 등의 막을 투과시킨다.

④ 물에 특별한 정보를 부가한다.

이렇게 만들어진 물을 자화수, 미네랄 활성수, 막처리수, 정보수 등의 명칭으로 부르고 있다.

에너지를 가하는 방법으로는 전기적 에너지로서, 전기 외에 전자파, 초음파, 고주파, 초적외선, 磁氣 등이 생각되어지지만, 活水器에 주로 사용되고 있는 것은 磁氣로, 「磁化水」로 불리고 있다.

영구자석의 N극과 S극의 사이에 일정한 유속(매초 2m 이상)으로 물을 통하면, 자기 작용으로 물의 클러스터가 작게 된다. 이렇게 처리된 물은 몸에 흡수되기 쉬운 물로 되고, 磁氣로 녹 혹은 물때가 제거되거나, 부착하지 않는 등의 효과를 들 수 있다.

옛날 석기시대부터, 인류는 돌을 도구로서 이용해 왔지만, 현대에는 모종의 천연석이 가지고 있는 항균, 防臭能力, 물의 활성화 작용이 주목을 받고 있다. 구체적으로는 黑曜石, 트루마린, 맥반석, 버미클라이트(蛭石), 의왕석 등으로 물을 접촉시키면, 물의 이상한 냄새가 사라지고, 맛있으며, 세균의 번식도 방지한다고 하여, 活水器나 정수기의 여재로 사용되고 있다.

「물은 기억력을 가진다.」라고 하는 설을, 일찍이 러시아의 학자가 발표한 적이 있으며, 음악을 들려준 물을 식물에 주면, 생장이 빨랐다고 하는 실험결과도 발표되고 있다.

주된 활성수의 종류

종 류	활성화법	주된 기능
알칼리 이온수	전기분해	약 알칼리성의 물로, 음료수로 적합한 것 외에, 위장병의 증상개선에 효과가 있다.
환원수 (활성 수소수)	전기분해, 미네랄첨가	활성수소가 많이 포함한 물로, 몸에 있어 유해한 활성산소를 무해화 시킨다.
자화수	磁氣, 전자파	자석의 자력으로 녹이나 스케일이 제거되며, 물분자의 클러스터가 작게 된다.
미네랄 추출수	미네랄 첨가	버미클라이트, 제오라이트 등을 강산으로 녹여서 추출하여, 농축한 미네랄수. 정화력을 가지고 있으며, 세포를 활성화시킨다.
파동수	情報 轉寫	신체의 장기는 고유의 파동을 가지며, 건강에 좋은 파동을 轉寫하여 활성화 한 물.
파이 워터	情報 轉寫	생체수에 포함된 특정의 물질에 정보를 제공함으로써, 물을 활성화 하여, 물에 특별한 기능을 부가한 것.

물이 정보를 기억하여 전달하는 기능이 있으면, 면역이나 유전자 등의 정보를 轉寫하여, 세포에 전달하는 것이 가능하게 되며, 병을 고쳐 건강에 좋은 물을 만들 수 있다고 하는 것으로, 연구에 몰두하고 있는 사람도 있다. 이러한 물을 「情報水」라고 하는데, 대표적인 것으로서 「파이 워터」 혹은 「波動水」가 있다.

이러한 活性水는 여러 가지가 있는데, 기능이나 효과에 관해서도 다양한 설이 있다. 그 이론(또는 가설)에 근거하여 각종 活水器가 만들어져 있기 때문에, 활수기의 실체를 정확하게 파악하는 것은 어렵다.

현재 시판되고 있는 활수기를 보면 磁氣 혹은 천연석, 광물을 사용한 것이 대부분이며, 실체는 磁化水 혹은 미네랄 활성수를 만드는 機器라고 해도 좋을 것이다.

磁化처리에 의해 물은 어떻게 변하는가?

물의 磁化처리 기술은 약 30년 정도 전, 러시아나 북 유럽 등에서 연구되어, 주로 보일러의 스케일이나 녹을 방지하기 위해 이용되고 있다. 이온교환 처리의 진보에 의해, 보일러 수처리에는 그다지 사용되지 않고 있지만, 물을 永久磁石의 사이를 통과시키면, 클러스터가 작게 되어, 몸에 흡수되기 쉽고, 건강에 좋은 물, 맛있는 물이 된다고 하여, 가정용 活水器로서 재인식되고 있다.

磁化水器 내부에는 永久磁石이 부착되어 있어, 전기적 극성을 가진 물분자가, 강력한 자장 내부을 통과하면, 물 분자끼리의 결합이 분리되어 물의 클러스터가 작게 된다. 이것으로부터 물의 침투력, 용해력이 높아진다. 또 물의 표면 장력이 높으면 밀도가 상승하기 때문에, 열효율이 좋아지는 등의 변화가 물에 나타난다고 한다. 이 외에, 磁化水器 메이커가 발표하고 있는 효과로는, 차아염소산에 포함되어 있는 염소를 마이너스 이온화하기 때문에, 물에 포함되어 있는 유기물과 염소의 화학 결합을 방지하는 것이 가능하다.

결과적으로 석회냄새나, 트리할로메탄의 발생이 경감된다, 병원성 대장균, 레지오넬라균 및 기타 세균류의 번식이 억제된다,

밥이 윤택하며 맛있게 지을 수 있다, 세탁에 사용한 경우 세정 효과가 높아 시간이나 세제가 절약될 수 있다는 등 상당히 폭넓은 효용을 열거하고 있다.

물을 磁場에 통과하는 것만으로, 물의 성질이 크게 변한다는 것은 생각하기 어렵다. 연구자나 메이커에서도, 磁化水의 작용이나 효과는 일단 확인되고 있지만, 그 메커니즘에 관해서는 연구 중이라고 하고 있다.

학자의 연구로서는, 1977년 러시아의 베 · 이 · 크랏센의 저서 『물의 자기 처리』가 발표되고 있지만, 관심의 메커니즘에 관해서는 분명한 설명은 없다. 그 후 다른 학자가 행한 연구에서, 磁石 사이에 전해질을 포함한 물이 흐르는 경우, 超電力이 발생하여 전류가 흐르는 것을 확인하여, 이것이 물의 전기분해가 일어나기 때문이라고 설명했다.

그러나 모든 효과가, 電氣分解로, 분명하게 설명된 이유는 없으며, 앞으로의 연구를 기다릴 수밖에 없다.

磁化水와 磁化水器에 대한 現狀에서의 평가를 정리하면, 플러스 면으로서는,

① 다기능이다.
② 화학약품을 일절 사용하지 않는다.
③ 에너지 절감, 자원 절감 형태이다.

라는 것 등을 들 수 있으며, 마이너스 면으로서는

① 성능, 효과가 너무 불규칙하다.

② 재현성이 좋지 않다는 것 등이 있다.

재현성이나 불규칙적인 원인은, 처리된 물의 수질도 영향 받고 있는 것으로 생각되지만, 원수의 수질과 처리효과의 관계에 관해서는, 아직 대부분 밝혀지지 않고 있다. 이유는 잘 모르지만, 어쨌든 효과가 있는듯 하기 때문에 사용되고 있는 것이, 磁化水器의 실태라고 할 수 있다. 단 처리에 따른 유해물질의 배출이 없고, 환경오염의 염려가 없으며, 에너지를 거의 필요로 하지 않는 등의 특징에서, 친환경적이라 할 수 있다. 에너지 절약·자원 절약형의 기기로서, 환경의 시대에 주목되는 것은 틀림없는 듯하다.

파이(π) 워터·파동수, 일반의 물과 어떻게 다른가?

파이(π)워터나 波動水에 대해서 일반 사람은 물론, 전문가도 올바른 설명을 할 수 있는 사람은 적다. 명칭 자체 이론을 제창한 사람이 마음대로 붙인 것이기 때문에 넓게 인식되고 있는 것이 아니다. 그럼에도 불구하고, 「물이 파이워터나 파동수로 변한다.」라고 선전하여 팔고 있는 活水器가 많이 있다.

파이워터는 전 나고야 대학 농학부의 야마시타(山下昭治)씨가 1964년에 학회에서 발표한 「생명 성립의 원리」라고 하는 논문 중에 있는 학설로 처음 등장했다. 야마시타(山下)씨는 식물의 꽃이 생성되기까지의 현상을 해명하기 위해, 식물의 생육실험 등을 행하였다. 식물이 싹이 터서 꽃이 되는 과정에서, 수중에 존재하는 미량의 2가, 3가 철염이 기억 매체로서 작용하여 생명정보를 전달하며, 이로부터 식물은 발아하여 꽃이 된다는 것을 규명했다고 한다.

이 生體에 불가결한 생명정보를 전달하는 情報水를 「파이 워터」로 이름 붙였으며, 일반적인 물과 구별하기 위해 「生體水」라고 부른다.

生體水의 성분, 특성 및 생리 활성효과 등도 해명하여,

① 물의 클러스터가 작다.

② 표면장력이 작다.

③ 증발속도가 늦다는 것 등의 특성이 인정되었다고 밝히고 있다.

다만 생명의 기본에 관계되는 이론으로는 객관적으로 실증하기가 곤란하며, 지금도 여전히 가설의 단계에 머물고 있다.

그렇지만 활수기의 분야에서 여러 가지 상품이 제품화되어, 「생명의 물, 파이워터를 만든다.」 등으로 선전하여, 판매하고 있다.

그 효용으로서는,

① 물이 맛있게 되어 건강에 좋다.

② 생활 습관병의 치료에 효과가 있다.

③ 산화를 방지하며, 녹 방지나 음식물의 신선도 유지에 유효하다.

④ 밥 지을 때 사용하면 밥알이 윤택하다.

⑤ 녹차, 홍차, 커피, 물 희석에 사용하면 맛있게 마실 수 있다.

는 등 폭넓은 효용을 나열하고 있다.

만능이라고 해도 좋은 매력적인 물이지만, 生體水의 실체도 잘 모르는 상황에서 생각하면, 어떻게 그러한 물을 만들 수 있을까, 의문시하는 사람도 많다.

슈퍼나 약국 등에서, 흔히 「파이워터 活水器」의 전시, 직판회가 행해지고 있다. 외관은 조금 큰 정수기라는 느낌이지만, 구조나 기구에 관해서의 설명은 거의 없다. 판매원에게 수질 분석표를 받아 보았지만, 연수인 것 이외의 특징이 있는 물은 아니었다. 팸플릿(pamphlet)에는 파이워터를 사용하면, 담수어와 해수어가 공생할 수 있다고 하여 증거 사진이 실려 있다. 그렇지만 공생할 수 있다는 것과 사람의 건강과 어떠한 관계가 있는가 하는 설명이 없기 때문에 평가하는 것도 어렵다.

파이워터 이상으로 설명하기 어려운 活性水가 「波動水」이다. 波動의 이론이 주목되는 계기가 된 것은, 미국의 로날드 · 윈스토크 박사가 1989년에 MRA라고 하는 磁氣공명 분석기를 개발하고 나서부터이다. 이 후 이 이론에 근거한 건강측정기나 건강기구가 만들어지게 되었다. 윈스토크 박사는 모든 물체는 고유의 파동을 가지고 있는데, 그 파동이 가진 공명주파수를 조사하여, 병의 원인을 찾는 것이 가능하다고 하며, 그 측정기로서 MRA를 개발했다고 한다. 신체의 장기가 건강할 때와 병이 있을 때 파동을 조사, 분류하여 코드화해서 MRA에 입력하여, 단말을 손에 닿게 하여 파동을 보내면, 공명하여 발생하는 음으로 정상파와의 차이를 알 수 있어, 건강도를 판별할 수 있다고 한다.

MRA는 파동정보를 물에 轉寫하는 가능을 가지고 있기 때문에, 건강에 좋은 코드를 전사하여 만든 것이 波動水라고 한다. 이 설명이라면 情報水의 일종이라고 생각되지만, 그 전제가 되는 波動理論은, 비약이 심하기 때문에 도저히 따라 갈 수 없다고 하는 사람도 많다.

그러나 「파동이 병들면, 여기에 이어지는 세포도 병들고, 이것이 器官, 臟器 및 최후에 육체현상이 되어 병으로서 나타난다. - 이 連鎖현상을 재빨리 탐지하여 대책을 강구하는 파동은 구극의 예방의학」이라고 하는 설명에 공명하여, 파동상품에 덤벼드는 사람도 적지는 않다.

현재 波動水를 만드는 「波動活水器」가 몇 개인가 나와 있지만 그 특징과 효과로 열거되고 있는 것은

① 물의 클러스터가 작게 된다.
② 잔류염소를 분해, 제거 할 수 있다.
③ 산화환원 전위가 마이너스 측으로 변한다.
④ 탈취, 제균, 청정력이 증대한다.
⑤ 물이 흐르는 곳이나 배수구의 점액이 제거된다.
⑥ 파동이 수정, 증폭되기 때문에, 몸의 면역력이 높아지게 된다.

는 것 등이다. 이들은 정수기, 알칼리이온整水器, 磁化水器의 특징을 총 망라한 느낌이다.

그러면 만능이라고 하는 波動水는 어떻게 해서 만드는가 신경

이 쓰이지만, 그 설명에 관해서 메이커는 분명하게 밝히지 않고 있다.

카탈로그나 설명서를 보면 의왕석, 맥반석, 트루마린 등의 광물 및 광석, 천연소재를 원료로 한 세라믹을 사용하는 것이 대부분인 것 같다. 물이 특수한 광물과 접촉함으로써, 파동에너지가 공급되어 活水化 된다고 하는데, 그 뒷받침이 되는 근거는 표시되고 있지 않기 때문에, 납득하는 것은 어렵다. 파이워터나 波動水라고 하면, 정말 첨단기술로 만든 물처럼 생각하지만, 실제 소재는 옛날부터 알려져 있는 돌이나, 광석을 조합한 것이 많다.

확실히 「기적의 물」로 불리는 지하수에는, 지하에 있는 여러 가지 광물과 접촉하여 일반적으로는 없는 기능을 가진 물이라고 생각되는 것도 있다. 그러나 어떤 광물이 어떠한 기능을 물에 공급하는가 분명하게 알고 있지 않는 것이 많다. 또 기능이 있다고 해도, 작은 칼럼에 채워 단시간 물을 접촉시키는 것만으로 물이 변하는 것인가? 전제가 되는 이론도 잘 모르지만, 이것을 만드는 장치에 관해서도 모르는 점이 많다.

5. 整水器, 활수기의 바른 선택법, 사용법

♣ 알칼리 이온 整水器는 사용방법을 생각하여 선택하자.

슈퍼나 가전 판매점의 정수기 매장을 보면 최근은 알칼리이온 整水器의 종류나 수도 증가하여, 그 존재가 두드러지게 많아졌다.

정수기보다도 고액이기 때문에 마진이 많다. 판매점이 주력하고 있는 것도 있지만, 소비자의 관심이나 구매 의욕이 높은 것도 영향을 받고 있는 듯하다. 그 이유로서, 마시면 위장이나 몸의 상태가 좋게 된다, 요리에 사용하면 요리가 맛있게 된다, 약산성수는 미용에 좋다는 등을 열거할 수 있다. 단지 위장병이라고 해도 위산과다증의 경우이며, 무산증의 경우는 역으로 악화시키며, 건강한 사람이 매일 계속해 마셔도 결코 몸에 좋을 리 없다.

약산성수는 아스트린젠트 효과가 있다고 해도, 매일 그렇게 사용하는 것은 없다. 알칼리 이온수를 사용하면 동시에 산성수가 나오지만, 버리면 물의 낭비가 된다. 여기서 세탁물 등에 사용하지만, 살균력은 거의 기대할 수 없다.

결국, 가장 많이 사용하는 길은, 커피나 홍차, 밥 지을 때 등의 요리용이 된다. 整水器는 기본적으로는 정수기이며, 여기에 플러스 알파(덤)의 기능이 붙은 것으로 생각되는 경우, 덤으로 붙이기 위해 기기가 불필요하게 크게 되어 있는 것, 조작이 복잡하게 되어 있는 것, 고액이 되어 있는 것 등은 선택하지 않는 쪽이 좋을 것이다.

따라서 정수기로서 기능은 제대로 만들어져 있는 것이 좋지만 알칼리수나 산성수를 만드는 기능은 간단한 쪽이 좋다. 3부터 10까지 여러 가지 pH 값의 물이 만들어지는 상품도 나오고 있어, 언뜻 보기에는 편리하지만 사용해 보면 가려 쓰는 것이 귀찮은 느낌이다.

ஃ 전해 환원수를 만드는 整水器도 있다.

환원수가 주목되고 있지만, 정수기에 그 기능을 갖추고 있는 것은 적다. 그 중에서 환원수의 권위자 시라하타(白畑)교수의 지도로, (주)일본 트림이 개발한 「전해환원수 整水器」가 있다. 전기분해하는 점에서는 整水器와 다른 점은 없지만, 전해조의 구조가 다르다. 플러스 극과 마이너스 극이 한 조가 된 전해조가 4조 있다. 일정의 수량을 생성한 후, 전극의 극성을 반전시켜 산화반응을 일으키는 조와 환원반응을 일으키는 조를 바꾼 후, 환원수의 수로와 산성수의 수로를 변환하여, 전해조 내부나 전극에 부착한, 칼슘 등의 스케일(물때)를 제거하는 방식을 채용하고 있다. 이 방식에 의한 전극의 스케일 부착이 방지되어 높은 전해 능력

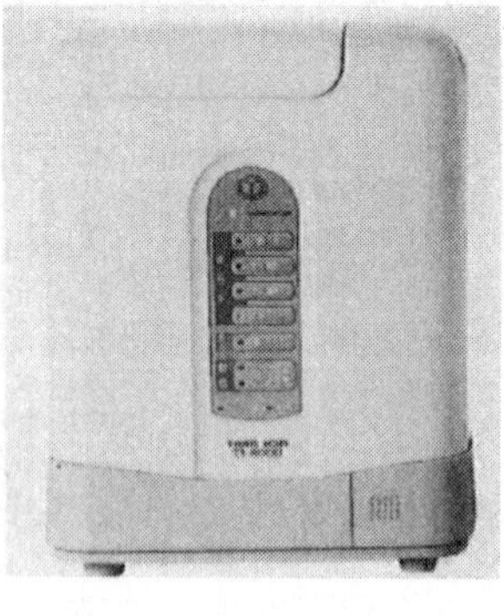

이 유지됨으로써 환원성이 풍부한 전해 환원수의 생성이 가능하다고 한다. 환원수의 효과에 관해서는 충분히 해명되고 있지 않지만 메커니즘의 점에서는 특징 있는 상품이라고 할 수 있다.

활수기는 선택하기 위한 정보가 부족하다.

정수기의 효과는 잔류염소나 트리할로메탄이 감소하고 있는가 어떤가를, 整水器는 알칼리 이온수가 생성되고 있는가를 조사하면 알 수 있다.

그렇지만 활수기는 물의 클러스터나 표면장력이 작게 된다든지, 산화를 방지하여 음식물의 신선도가 증가한다고 한 특징이 대부분이며, 물을 분석하면 알 수 있다는 효과는 거의 없다.

이 때문에 국민생활 센터나 소비생활 센터의 상품 테스트에서도, 활수기가 채택된 예는 적다. 단지 소비자로부터 이상한 물을 만든다고 하는 문의나 불만이 증가해왔기 때문에, 국민생활 센터나 북해도 소비자 센터, 요코하마시 소비생활 센터 등이 널리 알려져 있는 식물의 생장촉진 효과나 신선도 유지 효과에 관해서 이전에 테스트한 것이 있다.

테스트는 「꽃꽂이, 야채의 신선도 유지효과」와 「무우의 무순 생장촉진효과」를 활수기의 물과 수돗물, 테스트용 조정수, 더운 물을 식혀 사용하여 비교해 보았지만, 거의 차는 인정되지 않았다고 보고하고 있다.

요코하마시 소비생활 센터가 磁氣나 赤外線을 사용한 활수기를 샘플로 하여 녹 발생의 상태, 콩의 흡수효과, 꽃꽂이의 연명효과, 물의 표면장력과 분산효과 등에 관해서 테스트를 행하였다. 그 결과에 관해서, 「일부 효과가 인정되고 있었으며, 수질에 의한 큰 차이 · 효과 · 좋고 나쁨의 명확한 판단은 할 수 없는 결과였다.」라고 센터는 결론지었다.

테스트의 사례도 적고, 효과를 뒷받침하는 객관적인 데이터가 현저하게 부족한 상황에서는 그 효과를 긍정하는 것도, 부정하는 것도 할 수 없지만, 메이커가 선전하고 있는 경이적인 효과는 너무 기대하지 않는 편이 좋다.

活水器는 무엇을 근거로 선택하면 좋은가?

활수기 메이커가 출하하고 있는 미네랄분을 첨가하는 「미네랄 활수기」 이외는, 활수기라는 상품이 가전 판매점 등에 진열되고 있는 것은 없다.

대부분은 방문 판매나 통신 판매이며, 산 사람도 여러 가지 상품을 비교 · 검토하여 선택한 것은 없었다. 판매원이나 카탈로그 등으로 수단이 좋은 세일즈 토크나 광고 카피로 유혹되었다는 경우가 많으며, 여러 가지 트러블도 발생하고 있다.

정수기를 속임수로 한 사기도 많지만, 이 이상으로 효과를 확인하기 어려운 활수기는 악질상법에 있어서 쉽게 이용된다.

「당뇨병이 낫는다.」 「악성의 암도 없어진다.」 등의 효능을 선전하여 판매하고 있는 것은 「약사법」 위반으로, 업자가 체포된 사례도 있다. 위법행위를 피하기 위해, 「사용한 사람으로부터 감사의 편지가 많이 왔습니다.」라고 이용자의 말로 믿음을 갖게 하는 수법도 사용되고 있지만, 본질적으로는 변함이 없다.

여기서 수상한 상품을 사지 않도록 한다는 의미에서, 활수기를 선택하는 유의점으로서, 다음과 같은 점을 들 수 있다.

① 기본이 되는 이론이나 근거가 분명할 것
② 효과를 뒷받침하는 시험 데이터가 표시되고 있을 것
③ 효과가 추상적이지 않고 구체적으로 설명되어 있을 것
④ 「무엇이든 효과가 있다.」가 아니고, 효과의 대상이 좁혀서, 구체적으로 설명되어 있을 것
⑤ 정수기보다 수배나 비싼 고액 상품은 사지 않을 것

등으로 특히, 「기적의 물」 「마법의 물」 「이상한 생명수」 등으로서 판매하고 있는 고가인 상품에는 일단 경계하는 편이 현명할 것이다.

♣ 근거나 뒷받침이 있는 活水器는 한정되어 있다.

이러한 점으로 평가하면, 대부분의 활수기는 기준에서 누락될 것이다. 물을 활성화하는 방법이나 이론은 수없이 많지만, 그 이론의 근거나 활성화하는 방법에 관해서는, 아직 해명되고 있지 않는 쪽이 많다.

현재 판매되고 있는 활수기 중에서 일단 분명한 근거를 가지고

판매하고 있는 것은 자화 처리수를 만드는「磁化水器」정도가 아니겠는가?

자화수기를 취급하고 있는 메이커는 10사 정도이지만, 2000년 4월에 업계 단체로서 磁氣 활수기 협의회가 발족하여, 제조·판매의 적정화를 도모하기 위해, 독자 기준으로서 성능에 관한 표시 항목을 정하고 있다.

구체적인 항목으로서는,

① 자석의 소재
② 자석의 가우스
③ 본체의 재질
④ 내용연수
⑤ 보증기간
⑥ 유지관리
⑦ 사용상의 주의

등이다.

또 회원사의 주력제품에 관해서는 데이터의 측정을 외부기관에 위탁하여, 성능·정도를 객관적으로 평가하는 수법도 넣어 신뢰성의 확보에 노력하고 있다.

토요보의 자회사 토요보 엔지니어링에서도 자화수기에 진출하여「에코라스 크린」의 상품명으로 판매하고 있다. 동사는 해수담수화나 공업용수 처리장치에 사용되고 있는 역삼투막 장치를 제조하고 있지만, 자화수기에 주목하여 연구나 자사 테스트의 결과, 그 특징이나 효과가 확인되었기 때문에, 동사의 제품으로서 시장에 진출하게 되었다고 한다.

가정용의 「에코라스 크린」은, 수도메타가 설치되어 있는 원 배관에 직접 부착하는 형태로, 가정 내에서 사용하는 모든 물을 磁化水로 바꿀 수 있다.

2개로 나누어진 카세트상의 본체에서 배관을 끼우는 것만으로 충분하며, 간단해서 공사비도 들지 않는다.

자화처리에 의한 「트리할로메탄생성능」을 억제

항 목	처리 전(mg/L)	처리 후(mg/L)
클로로포름	0.002	0.001
브로모디클로로메탄	0.004	0.002
디브로모크롤로메탄	0.004	0.005
브로모포름	0.003	0.003
총 트리할로메탄	0.013	0.011

(원수: 수도수, 토요보 엔지니어링 연구실 자료로부터)

자화수를 사용한 경우의 총 폴리페놀 추출량

종 류	총 폴리페놀량	
	자화수	정수기
녹 차	1580 ppm	1195 ppm
홍 차	1605 ppm	1337 ppm

(원수: 수도수, 토요보 엔지니어링 연구실 자료로부터)

수도메타 옆에 설치하기 때문에, 자력의 누설이 적게 되도록 설계되어 있는 것 같다. 카탈로그에는 상당히 광범위한 효과를 선전하고 있지만, 그것을 뒷받침하는 자사 데이터는 일단 표시되어 있으며, 애매한 표시가 많은 중에서, 신뢰할 수 있는 제품이라고 하는 인상을 받는다.

♣ 活水器, 가능성은 크지만 효과는 미지수

물이 정보를 전달하는 기능을 가지고 있으면, 면역 정보를 轉寫한 물을 음료 함으로써 병의 예방이나, 치료가 가능하게 되며, 의약품이나 의료도 크게 변할 수 있다. 이론을 제창한 사람은 2가, 3가 철이나 수소 등을 전달 매체로서 학설을 전개하고 있지만, 아직 가정 학설의 범위가 나오지 않고 있다.

1960년대 초에 러시아의 과학자가 실험에 의해 통상의 물에는 볼 수 없는 비점, 밀도, 점도, 표면장력을 가진 제2의 물을 만들어냈다고 논문이나 학회에서 발표했다. 미국의 저명한 물리화학자가 이 시료를 분석하여, 그 특성을 확인하여 「폴리 워터」로 이름 붙였기 때문에 금세기 최대의 발견으로서 주목되었다. 그러나 그 후 검토에서, 실험 과정에서 녹아들어간 미량의 물질에 의해 일시적으로 변한 것 뿐이며, 물 그 자체는 전혀 변함이 없는 것이 판명되어, 폴리 워터는 환상의 물로 끝났다.

이상한 물, 기적의 물, 마법의 물로 불리는 물에도, 폴리 워터와 같은 이상함을 느끼지 않을 수는 없다. 물에 비밀스러운 미지의 기능이나 가능성을 부정하는 마음은 없지만, 정보수에 관해서는 연구도상에 있으며, 모르는 부분이 너무 많다. 또 충분히 검증되어 있지 않은 이론을 선취하여, 상품을 만들어 내어 고액으로 판매하는 것은 시기상조는 아닐까?

6장

지금 주목의 「맛있는 물 상품」을 검증한다

淨水器, 整水器, 미네랄워터 등 「맛있는 물 상품」의 인기를 반영해서, 새로운 상품이나 시스템, 서비스 등이 계속해서 등장하고 있다. 그 효용을 보면, 건강이나 안전성에 대한 필요성을 높게 받아들여, 맛있을 뿐만 아니라, 건강에 좋은 안전한 물이라는 것을 강조하고 있다.

「몸에 좋으며, 안전」을 키 워드로 하는 이들 상품은, 정말로 알려져 있는 듯한 효용이 있는 것일까?

1. 「해양 심층수」는 미네랄워터와 어떻게 다른가?

「해양 심층수」는 어떤 물인가?

최근 슈퍼 등의 미네랄워터 매장에, 「천해의 물」 「室戶의 물」 「100% 심층수」 등의 라벨이 붙은 병 생수가 증가해 왔지만, 그 원료가 되고 있는 것이 「해양 심층수」이며 해수 그 자체이다. 해수는 마실 수 없기에, 과학 기술의 진보로 음료수나 식품 가공수로서, 계속해서 사용하게 되었다.

해수는 밀도에 의해 표층수, 중층수, 심층수로 나뉘어져, 수심 200m 보다 깊은 층에 있는 해수를 해양 심층수라고 부르고 있다.

심층수는 표층수에 비해, 연간을 통해 수온이 낮으며, 질산염이나 인산염 등의 무기 영양염, 미네랄 등의 영양분을 많이 포함되어 있다는 수질 면에서의 특징이 있다. 더욱이 지상으로부터의 영향을 받지 않기 때문에, 수질을 악화시키는 유기물이나 화학물질 혹은 세균 등이 섞이는 것이 없고, 청정하며, 저온의 상태로 안정하게 유지되고 있다.

해수도 결코 한 곳에 머물고 있는 것은 아니며, 열대역의 따뜻한 물이 고위도 지역으로 배회한 후, 차게 되어 남하하는 해수의 흐름이 있다. 이것을 「흑조」라고 부르는데, 차가운 심층수도 아주 천천히 느리게 흐르고 있다. 심층수는 그린랜드 남쪽의 일루밍가 바다와, 남극의 웨델 바다에서 주로 탄생하고 있다. 이 해역은 수온이 낮고, 염분농도가 높기 때문에, 차갑고 무겁게 된 해수는 심해까지 침투하여, 상당히 완만한 속도로 세계 속의 심층 해역으로 퍼져나간다. 일루밍가 바다 부근에서 침강한 심층수가, 대서양을 남하하여 남극에 도달할 때까지, 약 700년 걸린다고 전망하고 있다. 이 심층 수류가 육지의 벽에 부딪혀, 심해에서 솟아나오는 용출해역에 취수시설이 설치되어 있다. 입지조건 등으로부터 일본에서 취수할 수 있는 것은 15개소 정도이며, 현재 일본에서는 北海道 羅臼町 앞바다, 富山縣 滑川市 앞바다, 高知縣 室戶市 앞바다, 神奈川縣 三浦 앞바다, 沖繩縣 糸滿市 앞바다 등 전국 13개소에서 채수 설비가 있으며, 주로 지방자치 단체가 운영하여 심층수를 지방 기업에 판매하여, 새로운 사업인 해양 심층수 비즈니스 육성에 몰두하고 있다.

해수를 어떻게 해서 마실 수 있는가? 어떤 용도가 있는가?

해양 심층수를 끌어 올려 식품이나 음료수 메이커나 농가 등에 공급하는 지방의 판매기업은 일본 전국에서 13개 회사이다. 그 중에서 유일한 민간 기업인 三浦 DSW는 수도권에 가장 가까운 三浦市 유안 앞바다 5km의 相模湾에서 취수하고 있다. 이 장소에서 깊이 330m의 지점에 취수구를 설치하여, 산골의 돌단에 있는 취수 펌프로 끌어 올려, 일단 저수탱크에 저장한다. 그리고 탈염장치로 해수에서 염분이나 미네랄 성분을 제거하는 탈염처리가 행해진다. 이 공정에서 심층수는 여과 살균되는 것 이외는 자연그대로의「원수」, 전기투석 탈염장치로 염분만을 제거한「미네랄 수」, 염분과 미네랄 성분을 제거한「담수」, 염분이 농축된「염수」, 염분과 미네랄 성분이 농축된「미네랄 염수」등의 5 종류로 나누어져, 각각의 급수 탱크에 저장된다.

각각의 종류에 따라 용도가 다르며, 음료수에 사용되고 있는 것은「미네랄 수」와「염수」이며, 기타의 것은 식품, 화장품, 의약품의 원료 외에, 농작물의 재배나 온천수로서 이용되고 있다.

심층수를 이용하고 있는 사용자는, 5종류 중에서 필요로 하는 물을 탱크로리에 채워 넣어 공장이나 이용시설로 운반해 가는 것이다.

공장에서 출하된 해양 심층수의 종류

분 류		항 목	내 용
원 수		제 품 명	해양 심층수
		제조 방법	취수한 심층수를 자외선 살균한 것
		주된 성분	염분(Na^+ + Cl^-) 2.5~3.6% 경도($CaCO_3$ 환산) 5500~6500mg/L
탈염수	미네랄 수	제 품 명	전기투석 탈염수
		제조 방법	심층수를 전기투석 장치로탈염한 후 살균한 미네랄성분을 포함한 탈염수
		주된 성분	염분 0.4~0.6%, 경도 5500~6500mg/L
	담 수	제 품 명	역삼투막 탈염수
		제조 방법	심층수를 역삼투막으로 탈염후 살균한, 염분, 미네랄분을 거의 포함하지 않은 탈염수
		주된 성분	염분 0~0.03%, 경도 ~10mg/L
농축수	염 수	제 품 명	전기투석 농축수
		제조 방법	심층수를 전기투석장치로 농축 후 살균한, 염분농도가 높고 미네랄분을 포함하지 않은 농축수
		주된 성분	염분 8.2~9.2%, 경도 0~10mg/L
	미네랄 염수	제 품 명	역삼투막 농축수
		제조 방법	표층수를 역삼투막으로 살균한, 염분농도가 높고 미네랄분을 상당히 많이 포함한 농축수
		주된 성분	염분 4.5~6.5%, 경도 10,000~20,000mg/L

해양 심층수의 이용에 관해서 최초에는 심층과 표층의 해수온도 차를 이용하여, 암모니아 등 비점이 낮은 열매체를 기화시켜, 그 발생한 증기로 터빈을 돌려 발전하는 「해양 온도차 발전」이 검토되었는데, 음용수로 이용되는 것은 누구도 생각하지 못했다.

그런데 이 과정에서, 심층수가 솟아나는 해역에서는 어류나 해초가 풍부하며 생육이 좋은 것이 밝혀져, 그 이유를 조사한 결과, 일반적인 해수에 비해 영양분이 많다는 것이 그 이유로 생각되었다.

여기서 양식이나 농작물의 관개, 토양개량 등에 사용되었지만, 어류나 식물의 육성을 촉진하는 물이라면 인간에게도 좋을 것이므로 건강 음료로서 주목하게 되었다.

♣ 해양 심층수는 왜 몸에 좋다고 하고 있는가?

해양 심층수의 특징은 마그네슘, 칼슘 등의 미네랄 성분이 균형있게 포함되어 있다. 따라서 미네랄 부족이 지적되고 있는 현대인의 식생활 개선에 도움이 되고, 동시에 고혈압증, 당뇨병 등 생활 습관병의 예방도 되고 있다고 한다. 이처럼 현대인 특유의 병상의 개선에 효과가 있는 것은, 미네랄 성분 중에도 특히 마그네슘이 중요하다고 보여지기 때문에, 이것이 많이 포함된 해양 심층수가 주목되는 이유이다.

인체 중에서 뼈에는 칼슘이 적혈구에는 철분이 많이 존재하고 있지만, 마그네슘은 세포에 많다. 세포에서의 작용으로서는, 세포핵의 3차원 구조와 막 전위의 유지, 물질의 섭취나 에너지 대사 등을 들 수 있으며, 세포의 기본적인 활동에 관여하고 있다고 생각되고 있다. 따라서 마그네슘이 부족하면 세포의 활성이 저하하여, 여러 가지 증상이 나타난다.

의학적으로 본 마그네슘 결핍증으로서는 현기증, 가슴이 답답함, 근력저하, 탈력감, 고혈압, 허혈성 심질환, 호흡곤란, 스트레스성 궤양, 신장결석, 당뇨병, 통풍 등이 있으며, 사람 건강에 있어서도 상당히 중요한 미네랄 성분이라는 것을 알 수 있다.

해양 심층수의 의학적 효과에 관해서는 비만 등의 성인병이 전문인 경도대학 대학원 인간·환경학 연구과 모리타니(森谷敏夫) 교수가 타케다 라이프 사이언스·리서치 센터와 공동으로, 심층수의 마그네슘을 음료로 하여 섭취하는 임상시험을 행하였다. 그 결과에 의하면, 대사가 개선되어 혈액중의 중성 지방치나 혈당치가 거의 정상치까지 저하했다. '자율신경의 조정이 잘 되어, 항스트레스 작용이 향상했다', '심장 기능이 개선되어, 부정맥 등에 의한 돌연사를 방지한다', 등의 효과가 확인되었다. 이 뒷받침에 관해서는 연구 도중에 있지만 세포내의 마그네슘이 증가하는 것으로, 신체의 대사가 높아졌기 때문이라고 모리타니 교수는 보고 있다.

또 산토리 건강과학 연구소가 생쥐를 사용하여 심층수가 중성지방과 콜레스테롤에 어떤 영향을 미치는가를 조사한 실험 결과도 보고되고 있다.

생쥐에 현대인의 식생활에 맞추어 지방분과 당분이 많고, 마그네슘의 적은 먹이를 주어서 한쪽 그룹은 보통의 물을 다른 한쪽의 그룹에는 해양 심층수를 주어, 4주간 후의 중성지방과 콜레스테롤 값을 측정했다.

그 결과에 의하면, 심층수를 제공한 그룹은 보통물의 그룹에 비해, 중성지방 량이 약 35%, 콜레스테롤 양이 약 15% 적었으며, 해양 심층수를 음료함으로서, 중성지방이나 콜레스테롤의 증가가 억제되는 것을 알았다.

현재 성인의 약 40%인 4,000만 명이 고 중성지방과 고 콜레스테롤의 고지혈증을 안고 있다고 보여지고 있다. 이에 대하여 해양 심층수를 음용함으로써, 그 증상이 개선될 가능성이 강하며, 기대가 높아지고 있다.

시판의 해양 심층수는 진짜 미네랄분이 풍부한가?

최근 미네랄워터의 매장에, 「해양 심층수」로 표시한 상품이 증가해 왔다. 그 성분 표시를 보면, 포함된 미네랄 양이 상품에 의해 상당한 차가 있다. 예를 들면, 마그네슘의 양을 비교하면, 1리터 중에 53mg 포함한 것도 있으며, 20분의 1이하의 2.5mg 밖에 되지 않는 것도 있다. 각각의 취수지는 달라도, 해수의 성분은 그렇게 차는 없지만, 왜 이렇게 성분이 다른 것일까?

메이커는 원 판매처로부터 탈염수를 구입하여, 이것을 원료로 하여 심층수 상품을 제조하고 있다. 음용수에 사용되고 있는 것은 주로 미네랄수로, 이것은 염분만을 제거했기 때문에 경도가

5,500에서 6,500이라는 초경수이며, 이대로는 음료수로서는 적합하지 않다.

여기서 염분도 미네랄 성분도 거의 포함되지 않은 담수를 20배 이상 가해서, 일반의 미네랄워터 수준의 마시기 쉬운 경도로 조정하고 있다. 이 담수에서 심층수를 탈염한 것을 사용하고 있는 상품은 「100% 해양 심층수」라는 라벨 등을 표시하고 있는 것이 많다. 이 외의 것은, 첨가하는 담수가 내추럴 미네랄워터이거나, 단지 천연수이다.

또 미네랄수나 담수를 만드는 과정에서 생기는, 염수, 미네랄 염수 등의 농축액에, 내추럴워터를 가해서 만들고 있는 것도 있다. 따라서 심층수 그대로라고 하는 것은 없으며, 어느 것이라도 물로 묽게 희석하는 것이다.

공정거래 위원회가 2001년 12월에 정한 가이드라인에 의하면, 제조방법으로부터 심층수 상품은 다음 3가지로 분류되고 있다.

① 채수한 해양 심층수에 탈염, 탈 미네랄 등을 처리한 것
② 해양 심층수를 탈염, 탈수처리 한 농축액 등에, 광천수를 배합한 것
③ 광천수 등에 해양 심층수를 첨가한 것

제조 방법으로 보아도, 물로 희석해 만드는 것을 알 수 있지만, 희석 비율에 관해서는 특별히 규정은 없으며, 메이커가 각각 기준에 의해 정하고 있는 것 같다.

시판되고 있는 페트병 들이 해양 심층수에 관해서, 독립행정법

인 농림수산 소비기술 센터가 품질실태를 조사하여, 미네랄워터와 성분 비교를 행한 조사결과가, 동 센터의 홍보지 「큰 눈, 작은 눈」(2003년 1월호)에 게재되어 있다. 시판되고 있는 20제품(국산품 19개, 수입품1개)과 대조 품으로서 미네랄워터 5개 제품에 관해서, 일반 성분 및 미네랄 성분 등에 관해서 분석을 행하였다.

물의 성질을 나타내는 하나의 지표인 총 경도를 보면, 심층수는 평균 1리터당 251.4mg이며, 미네랄워터의 평균 150.1mg에 비해 약 1.7배였지만, 제품에 의해 경도의 수치가 크게 다르다고 보고하고 있다. 또 미네랄 성분의 함유량에 관해서는 가장 많은 것이 나트륨으로, 심층수가 평균 83.1mg에 대해 미네랄워터는 평균 15.8mg으로 약 5.3 높은 수치였다. 이외에 마그네슘이 평균 54.3mg으로 약 3.8배였고, 칼륨은 평균 10.0mg으로 3.1배 등 높은 수치였지만, 칼슘은 평균 11.2mg으로 미네랄워터의 약 0.3배로 낮았다. 기타 미네랄 성분으로서 철, 아연, 동 등 수십 종류의 성분이 포함되어 있지만, 어느 것이나 미량으로 제품의 품질에 영향을 미치는 양은 없다고 보여지고 있다.

포함되어 있는 미네랄 성분으로부터 보면, 해양 심층수는 나트륨이나 마그네슘을 많이 포함한 것 이외에는 미네랄워터와 큰 차는 없지만, 칼슘은 적으면서 미네랄밸런스는 좋다고 할 수 없다.

또 경도를 살펴보면, 초연수의 것도 있으면 경수의 것도 있고, 제품에 의해서 큰 차이가 나타나고 있다. 이것은 심층수를 광천수 등으로 희석하고 있기 때문에 보통은 20배 정도 이지만, 경도로부터 판단하면 100배 이상 희석한 것이다. 이처럼 해양 심층수가 거의 조금 포함되어 있는 것만으로 생활습관 병을 예방한다고 하는 효과가, 과연 기대할 수 있을까?

2. 「活性水素水」, 「바나듐 수」라는 것은? 어떤 효용이 있는가?

암을 고치는 「기적의 물」은 있는가?

「물을 마셔 암이 사라졌다.」 「아토피성 피부염이 나았다.」라고 한 체험담이 흔히 건강잡지 등에 실리고 있지만, 예전부터 사찰의 경내에서 솟아나는 용천수에는, 신의 영기로부터 이상한 힘을 가진 물이 있다고 전해오고 있는 것이 적지 않다. 이러한 미네랄워터(기적의 물)는 세계 각지에 있으며, 과학만능의 현대에 있어서도, 과학적 뒷받침이 없는 채로 뿌리 깊게 인기를 유지하고 있다. 그 중에서도 세계적으로 유명한 것이, 프랑스의 「루루드 샘」이며, 피레네 산맥의 북쪽 산기슭에서 카브도포 하천을 따라 작은 마을 루루드에 있는 마사비엘 동굴에서 나오는 용천수이다.

지금부터 150년 정도에, 이곳에 살던 방앗간 딸 벨뎃타의 눈앞에 성모 마리아가 나타나, 계시로부터 그녀가 바위에 손을 대는 순간 샘이 솟아났다. 그 물을 마시거나 목욕을 하거나 한 환자가 금방 나았다고 하는 이야기가 전해지면서 인구 2만 명이 되지 않는 이 마을에 성수를 구하러 매년 200만 명의 사람이 프랑스를 비롯하여 유럽 각지에서 순례로 방문하고 있다.

이 외에 북 파키스탄의 카라콜룸 산맥의 산기슭에 있는 「훈사의 샘」, 에콰도르의 「빌카반바의 샘」, 멕시코의 「트라코테의 샘」 등 「기적의 샘」이라고 불리는 장수의 원천으로 믿고 있는 물은 세계 각지에 존재하고 있다.

일본에서도 신사나 사원의 경내에서 용천수가 솟아나는 물에는,「영천」「영수」라고 불리는 불노장수를 보유하고 있다는 물이 많다.

그러나 그 영험이 신통한 물에 관해서 과학자나 연구자가 분석 등을 시험하고 있지만, 수질은 보통의 물과 거의 차가 없으며, 그 비밀은 해명되고 있지 않고 있다. 옛날부터 건강과 물과는 밀접한 관계가 있다고 생각하고 있지만, 어떤 물이 건강에 좋은가 하게 되면, 그것을 뒷받침하는 데이터가 부족하다. 이것은 사람의 건강을 좌우하는 요소가 복잡하며, 다양하기 때문에 물만을 분리하여 생각하는 것이 어렵기도 하다.

여기서 실증적인 수법으로서 세계의 장수촌이라고 불리는 토지의 음료수 조사를 행하여, 그 이유를 해명하려고 한 것이 러시아의 코카사스 지방의 장수촌을 조사한 카와시마사브로(川島四郎) 박사이다.

이 조사 보고서에 의하면 마을 사람이 마시고 있는 정호수의 pH는 7.2이며, 이것은 인간의 혈액의 pH와 같은 것을 알았다. 또 그 수원은 코카사스 산맥의 만년설이 녹은 물이며, 세계 장수촌의 대부분은 고지대에 있어 눈 녹은 물을 마시고 있는 곳이 많으며, 이것이 장수와 무엇인가 관계가 있다고 생각하고 있다.

이 관계에 관해서는, 1937년에 비타민 C의 순수분리 등의 업적에 의해 노벨상을 수상한 헝가리의 생화학자 센트・젤지 박사의 연구가 해명에 대한 하나의 키가 되었다. 이 연구에 의하면, 얼음의 상태로 있는 분자의 배열은, 액상일 때와는 다른 틈새 구조이다. 이 분자와 분자의 격자공간에, 생명체의 분자구조가 그 대로 들어가기 때문에 생명에 있어서 극히 이상적인 것으로 밝혀졌으며, 「얼음으로서 물은 생명의 모체이다.」로 결론지었다.

그러나 눈 녹은 물은 액체이며, 얼음과 같은 고체 구조로 되어 있지 않기 때문은 아닌가라고 하는 의문이 나오기도 한다. 여기에 관해서는 러시아의 과학자가 눈 녹은 물은 얼음이 되기 전에 물과 같지 않으며, 점성율이나 유전율이 보통의 물과 다른 것으로 확인했다.

게다가 눈 녹은 물에 식물의 종자를 담가 두면, 발아가 빨라 생장이 빠른 것이 확인되었으며, 생명체에 있어서 좋은 영향을 미치는 것이라고 생각되어졌다. 더욱이 이 눈 녹은 물은, 땅속을 침투해 오는 과정에서 고생층의 암석과 접촉하여, 그때 녹아 들어가는 미네랄 성분, 특히 칼슘이나 칼륨 등의 미네랄 밸런스가 중

요하다고 한다. 장수촌의 음료수 조사에서 장수를 위한 물의 조건을 정리해 보면

① 오염되어 있지 않은 신선한 눈 녹은 물

② pH가 사람의 혈액과 같은 약알칼리성의 물

③ 칼슘이나 칼륨을 많이 포함한 미네랄워터

라고 하는 결론이 될 것이다.

한편 고산의 눈 녹은 물과는 역으로, 지구의 지하 깊이 존재하는 심층 지하수도 일반의 물과 다른 성분이나 성질을 가지고 있다. 심층 지하수는, 암반이 갈라진 틈에 존재하는 「균열 수」, 동굴 중에 존재하는 「공동수」, 지하 심부에 갇혀있는 상태로 존재하는 「화석수」, 조암광물과 화학적으로 결합하고 있는 「광화수」, 마그마에 유래하는 「암장수」 등 여러 가지 상태로 지하 깊이 잠자고 있다. 여기에 존재하고 있는 주위의 암석으로부터 미네랄 성분도 많으며, 라듐, 라돈이라고 하는 원소를 포함한 물도 있다.

또 마그마에 유래하는 것은 포함되어 있는 물질이 다종류에 이르며, 수소도 많이 포함되어 있다. 더욱이 지층 지하수는 큰 압력하에 있기 때문에, 무엇인가의 영향을 받고 있다고 생각되어진다.

지구에 인류가 탄생하기 훨씬 이전부터 존재하고, 다양한 암석에 접촉되어 자연의 에너지를 흡수함으로써 태어난, 슈퍼워터가 있다고 해도 이상한 것은 아니다. 과학적으로는 거의 해명되지 않고 있지만, 옛날부터 그 지방에서 「기적의 물」로서 마시고 있는 것 중에는 미지의 무엇인가가 있다고 생각해도 좋지 않을까?

♣ 「루루드의 물」도 「히다의 물」도 活性水素水인가?

「기적의 물」에 포함된 성분을 분석해도 두드러진 특징이 없는 단순한 물이지만, 이것을 다른 시점에서 해명하려고 하는 것이 환원수 연구에서 알려지고 있는 규슈대학의 히라타(白畑) 교수이다. 프랑스의 「루루드의 샘」 멕시코의 「트라코테의 샘」, 독일의 「노델나우의 샘」을 연구실에서 주문해 받아 실험한 결과, 이들이 활성수소를 많이 포함한 천연수인 것을 규명하였다.

더욱이 일본 내에서는, 大分縣 히다 지방의 지하수에도 활성수소가 같이 포함되어 있다고 발표되어 이것이 TV나 잡지 등에서 보도되었기 때문에, 「히다의 물」이 일약 세간의 주목을 받게 되었다.

취수지는 일본 3대 밀림으로서 유명한 大分縣 히다 분지이며, 筑後川 상류의 三隅川 중주의 지하 1,000m에서 끌어 올리고 있다. pH 8.3, 경도 32 정도의 약알칼리성의 연수로, 이전부터 음료용이나 장어의 양식용 등에 사용되었다. 「히다 천령수」의 이름으로 규슈를 중심으로 판매되고 있었지만, 천연 활성수소로서 주목된 이래, 전국의 슈퍼나 약국 체인점 등에서도 상품이 진열되게 되었다.

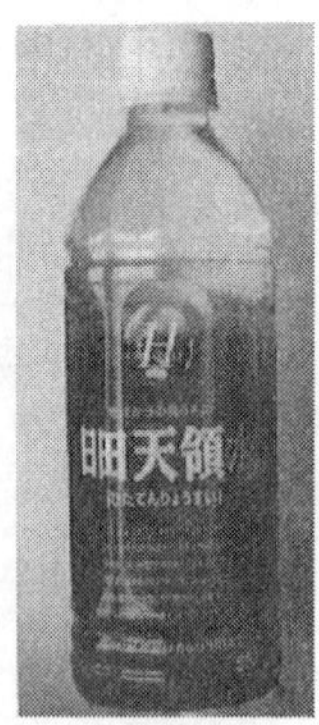

히다 천령수

활성수소의 효용에 관해서는 활수기 부분에서 설명한 바와 같지만, 전기분해에 의해 만들어진 전해 환원수보다도, 천연수 쪽이 활성산소 소거 능력이 20% 정도 높기 때문에, 활성수소의 함유량이 많다고 보여지고 있다.

건강유지를 위해 매일 마신다고 하는 사람도 증가하고 있다. 병원이나 진료소 등의 의료 현장에 있어서도, 생활 습관 병이나 아토피성 피부염 등의 치료에 사용한 바에 따르면, 중성지방치나 혈당치의 저하, 가려움이나 발진의 완화가 보여졌다고 한다.

히다 천령수에 포함된 미네랄 성분

항 목	함유량
나트륨	22 mg/L
칼슘	9.6 mg/L
마그네슘	1.9 mg/L
칼륨	8.4 mg/L
pH	8.3
경도	32 mg/L

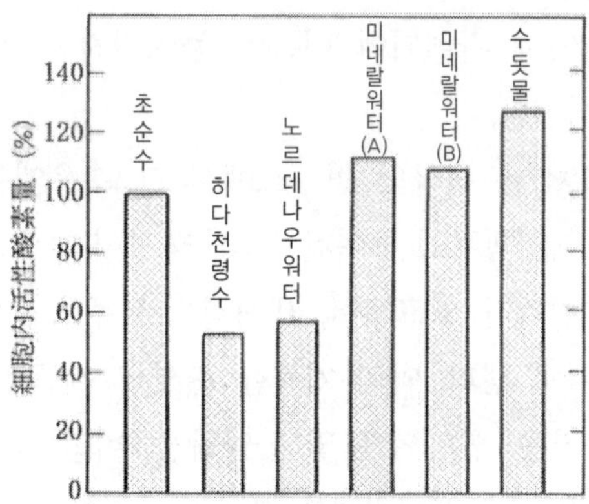

활성산소 소거 능의 비교(자료: 히다 천령수)
(수치가 낮을수록 물의 소거 능력이 높은 것을 나타낸다.)

「히다의 물」이 왜 활성수소를 많이 포함하고 있는가? 그 이유는 불명확하지만, 천 m를 넘는 깊은 지층에 감추어진 대 자연의 선물이라고 생각하며, 그 연구와 이용 방법에 한층 더 넓은 기대를 하고 싶다.

「바나듐 수」를 마시면 혈당치가 내려가는가?

생활 습관병 중에서도 가장 많다고 하는 당뇨병, 그 예방이나 치료에는 혈당치를 내리는 것이 중요하지만, 강하 작용을 가지고 있다는 미량 미네랄 「바나듐」을 함유한 천연수가 지금 주목되고 있다.

「바나듐(vanadium)」은 1831년 스웨덴의 세프스트렘에 의해 철광석에서 발견되어, 스칸디나비아 전설에 등장하는 「사랑과 미의 여신 바나디스」에 관련되어 이름이 붙여졌지만, 특히 주목되는 미네랄은 아니었다.

그렇지만 1985년 미국의 연구소에서 그 수용액을 인위적으로 고혈당증으로 한 생쥐에 투여한 결과, 혈당치가 정상적으로 돌아왔다는 실험 결과가 보고되어, 세계적으로 주목받게 되었다.

이것을 계기로 생리, 약리 기능에 관해서 연구가 진행되어, 세포분열 촉진 작용, 발암억제 및 항암작용, 비만 세포로부터의 히스타민 유리의 촉진, 콜레스테롤 합성의 작용이 있다는 것이 알려져 왔다.

여기서 지하수에 포함되어 있는 바나듐의 함유량을 조사한 바에 따르면, 전국에서 후지산기슭의 바살트 층이라고 불리는 현무암의 지층을 흘러서, 영봉후지의 복류수에는 다른 수계보다 50에서 100배라는 높은 농도로 함유되어 있는 것으로 알려져 있어, 이것을 병생수로 만든 것이 「바나듐 수」로 판매되고 있다.

현재 「혈당치를 내리는 경이의 물」, 「혈당치를 내리는 복음水」 등의 선전구호로서 여러 종류의 상품이 시판되고 있다. 더욱이 「인슐린 주사와 작별」이라는, 의약품 같은 인상을 받는 관용구도 보이지만, 「약사법」에 의한 의약품의 승인을 받고 있는 것은 아니다.

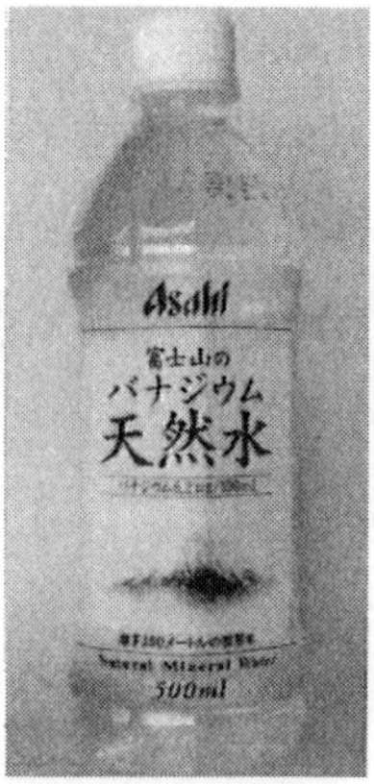

혈당치를 내린다고 하는 「바나듐 水」

상품에 포함되어 있는 바나듐의 농도는, 2리터 병의 경우 60~120μg으로, 기타 미네랄 종류도 많으며, 게다가 밸런스 좋게 포함되어 있다고 한다. 식품과 비교하면, 많이 함유되고 있는 것은 미역이나 다시마이며, 건조물로서 100g당 600μg, 가루차가 150, 콩이 46, 우유가 35μg으로 되어 있다.

단순히 비교는 할 수 없지만, 식품에서도 얻을 수 있으며, 현재로서 바나듐의 필요량이나 혈당치 개선을 위해서는 바나듐 水를 얼만큼 마시면 좋을까도 아직 알 수 없기 때문에, 마시면 혈당치가 바로 내려간다고 하는, 너무 과대한 기대를 갖지 않는 쪽이 좋을 것 같다.

♣ 일본에도 「기적의 샘」은 있는가?

화산이 많고 지하수가 풍부한 일본은 세계에서 가장 온천이 많은 나라이다. 현재 알려져 있는 것만으로도 2,000개소 이상 있으며, 온천수의 성분이나 수질에 의해 예전부터 치료 등에 이용되고 있다.

마찬가지로 용천수도 그 수가 많으며, 성분도 다양하지만, 온천만큼 조사나 연구가 진행되고 있지 않고 있다. 앞으로 연구가 진행되면 그 지방 사람들이 「장수의 물」 등으로 불러 애음하고 있는 것 중에서도 「기적의 샘」이 발견될 가능성은 높은 것 같다. 여기서 그 중에 특징이 있는 물로, 입수 가능한 것을 몇 가지 소개한다.

- 「龍泉 동굴의 물」(岩手縣 岩泉마을)

종유 동굴 내에 잠자고 있는 에메랄드 색으로 빛나는 지저호의 물을 퍼 올려, 세라믹 필터로 여과하여 판매하고 있다. 칼슘을 많이 포함한 약 알칼리성 물로, 지방에서는 「장수의 물」로 불리고 있다.

- 「養老 산기슭의 자연수」(岐阜縣 養老 마을)

養老 산기슭에서부터 솟아나는 물로, 奈良시대 이 지역을 행차한 元正천황이 높게 평가 했기에 알려지게 되었다. 칼슘이 많고, 만병에 듣는 물로 알려져 있다.

• 「高賀의 森水」(岐阜縣 호라도 마을)

円空上人의 연고지인 高賀신사 경내에 솟아나는 물로, 몸에 좋다고 옛날부터 마셔왔기 때문에 상품화하게 되었으며, 그 때 조사한 바 1억 년 전의 지층에서 솟아났다는 것이 밝혀졌다고 한다. 바나듐, 셀레늄, 아연 등이 많이 포함되어 있다.

• 「岩深水」(滋賀縣)

京都 부와 현의 경계에 있는 音羽山系岩間 산기슭에 파여진, 長石採石 갱도에 솟아나오는 천연 광산수이다. 라돈 등의 유효한 희소 원소를 함유하고 있다.

• 「달의 물방울」(和歌山縣 橋本市 神野野)

高野산기슭 神野野에 奈良시대 번영한 神野野사찰유적의 1,187m 지하에서 솟아나는 온천수로, 근처 지하수를 혼합한 광천수이다. 고농도의 미네랄이 포함되어, 지방에서는 소화기 계통의 병에 듣는다고 한다.

• 「成羽의 물 · 미네랄 74」(岡山縣 成羽마을)

석회석, 화강암, 자황철광의 3층 구조의 지층에 굴착된 구 광산의 갱도 내에서 솟아나는 물로서, 74종류의 미량 원소를 포함하고 있다고 한다. 특히 칼슘, 마그네슘, 셀레늄, 아연 등의 미네랄 성분이 많다.

3.「맛있는 물 자판기」의 물은 왜 저렴한가? 또 안전한가?

맛있는 물의 측정 판매에 왜 슈퍼가 진출했는가?

2000년 초,「슈퍼에 물 길러 가는 주부들」이라고 신문에 소개되어, 신기하게 느껴진 맛있는 물의 자동판매기가 지금은 거의 슈퍼에 설치되어 있다. 그 구입 방법은 슈퍼에 따라 다소 차이가 있지만, 대부분이 회원제로 되어 있다. 전용 병을 구입하면 회원 자격을 얻을 수 있는데 발행된 회원 카드를 자동판매기에 넣으면 일정량의 물이 나오는 장치이다. 1일 1회 무료로 이용할 수 있는 곳도 있고, 2리터에 50엔 정도 지불하면 몇 번이라도 이용할 수 있는 곳도 있다.

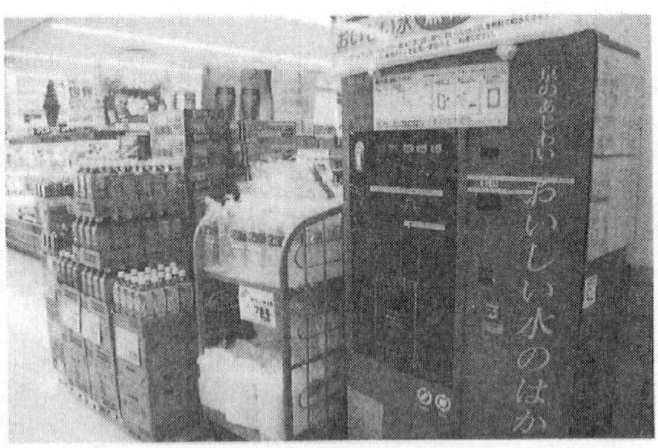

슈퍼에 설치되어 있는「맛있는 물 자판기」

연 회비와 전용 병의 구입으로, 각각 500엔 정도 지불하면 무료로 이용할 수 있기 때문에 저렴하게 든다. 또 요금을 지불하는 곳이라도, 같은 슈퍼에서 팔고 있는 미네랄워터에 비해 상당히 저렴하다. 이곳에서는 슈퍼의 매출이 알려져 있으며, 게다가 자판기의 설비비나 유지관리 비용도 소요되기 때문에, 판매가 유지된다는 것은 생각할 수 없다. 그렇다면 왜 많은 슈퍼가, 장사가 되지 않는 물의 자동판매에 진출한 것일까?

일찍이 이 시스템을 직접 다루어 온, 서부계의 식품슈퍼 「드·가든」을 운영하는 셀 가든에서는, 당초 「슈퍼 쿠킹 워터 클럽」을 설립하여 회원을 모집하고 있다. 연 회비는 1,500엔으로, 회원카드를 발행하여 회원은 전용 병(1.9 혹은 3.8리터의 어느 것 중 하나)을 받아서, 하루 3.8리터까지 이용할 수 있도록 되어 있다.

목적은 식품 슈퍼로서 고객에게 순도 높은 양질의 쿠킹 워터를 제공하여, 고정 고객을 확보하는 것이 주된 목적이었다. 현재에는 3.8리터 150엔으로 이용할 수 있도록 변경했다.

그 후 각지의 슈퍼 뿐 만아니라 디스카운터 숍, 약국 판매점, 스포츠 시설, 휘트니스 클럽, 가솔린 주유소 등에도 설치하게 되었다. 그 배경에는 안전하며, 맛있는 물을 저렴하게 제공함으로써, 고정 고객을 만들거나, 내점율을 높게 하여, 기존 상품의 판매 매출 증가를 도모하고 싶다는 목적이 있다. 이 시스템을 채용하고 있는 슈퍼에서는 극히 순도 높은 물로

① 요리나 취사, 녹차, 커피, 홍차가 맛있게 된다.

② 아기의 우유 혹은 약을 녹이는데도 최적이다.

③ 세안이나 생화에 물 주기에도 효과가 있다.

는 등 최대한 효용을 강조하여 늘어놓고 있는 곳도 있다. 그렇지만, 외부로부터는 전혀 볼 수 없는 블랙박스와 같은 자판기의 내부는 일체 어떻게 되어 있을까?

♣ 수돗물을 역삼투막(RO)으로서 퓨어 워터로 바꾼다.

「NASA의 최신 기술을 채용한 순수 시스템에 의해 만들어진, 극히 순도가 높은 안전한 물」이라고 한, 음료수의 안전성에 불안을 가진 사람에게는 매력적인 구절이 눈을 끌지만, 구체적인 처리 방법에 관해서는 거의 설명되어 있지 않고 있다. 이용자는 용기 중에 무엇인가 비밀 병기가 들어 있는 듯이 생각하지만, 그 대부분은 역삼투막에 의한 처리를 채용하고 있다.

우주선 내부에서 물을 정화하는 데 사용되고 있기 때문에 NASA의 이름이 나온 듯하지만, 지금은 대부분의 정수기가 중공사막으로 여과하고 있기 때문에, 별로 신기한 기술은 아니다.

단지 정수기에 비하여 처리 프로세스가

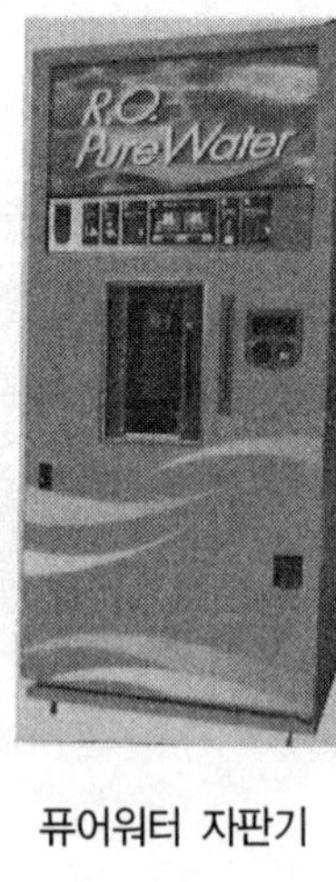

퓨어워터 자판기

많기 때문에 제거 범위가 넓다. 또한 제거 효율도 높기 때문에 세균이나 바이러스, 트리할로메탄, 농약, 질산성 질소, 납이나 중금속 등 문제가 되는 물질의 대부분을 제거할 수 있다.

이 역삼투 막을 중심으로 전후에 활성탄 필터, 세라믹필터, 마이크로필터 등을 조합하여, RO에서는 제거하기 어려운 염소나 유기물을 제거하기위해 설계되어 있다. 또 잡균에 관해서는, 자외선에 의한 살균이나 제균 필터로 대응하고 있다.

RO를 통하면 유해 물질 뿐만 아니라, 몸에 유용한 미네랄 성분도 제거되기 때문에, 여과의 압력을 조정하여 어느 정도 칼슘이나 마그네슘이 남도록 하거나, 맥반석 혹은 코랄샌드(coral sand)의 活水層을 통과시켜 미네랄 성분을 가하고 있는 것도 있다.

가정용 정수기는 제거 범위나 능력에 한계가 있으며, 이 점 맛있는 물 자판기의 물은 안전성의 면에서는 신뢰할 수 있다고 보아도 좋다. 또 슈퍼까지 용기를 지참하여, 물을 담은 무거운 용기를 가지고 가야 되는 불편함이 있다. 회원제로 무료의 경우는 물론, 구입하는 경우도 미네랄워터의 2분의 1에서 3분의 1정도 비용이면 충분하기 때문에 가계의 부담도 경감되어 소비자에 있어서는 경제적인 장점도 크다.

필터 ① (녹물, 부유물 등을 제거)

⇩

필터 ② (유기 염소 화합물을 제거)

⇩

역삼투막(RO) (수중의 불순물 제거)

⇩

저수 탱크(UV 살균) (일시 저수하여 동시에 자외선으로 살균)

⇩ ⇧

제균 필터 (수중의 잡균을 제거)

⇩

(정 수)

「맛있는 물 자판기」의 처리 방식 예

♣ 전용 용기의 위생 관리에 주의를 요한다.

「맛있는 물 자판기」를 설치하면, 그 상점은 청량 음료수 판매업이 되며, 지방의 보건소에 신고서를 제출하여 영업 허가를 받아야 한다.

따라서 슈퍼 등에서는 공급하는 물의 수질 검사나 설치 장소의 위생 관리에 세심한 주의를 기울이고 있지만, 일단 전용 용기에 물을 담아 가져가면, 용기의 위생 관리는 이용자의 책임이 된다.

용기는 반복해서 사용할 수 있기 때문에 사용하는 도중에 오염이나 이물이 부착하거나 세균이 번식하게 된다. 이 때문에 상점측에서는 「물을 담기 전에 용기를 잘 세정하여 사용」, 「사용한 채로 오래 동안 놓아두는 것은 피하고, 냉장고에 보관하여 3일 이내로 사용할 것」이라고 하는 주의를 회원 규약 등에 기재하고 있다.

자판기 중에는 급수전에 자동 세정하는 기능을 갖춘 것도 있지만, 대부분은 사용자한테 맡겨놓기 때문에, 이용자가 주의를 기울이지 않으면 안 된다. 사용이 끝난 용기는 수돗물로 구석구석까지 물이 골고루 미치도록 세정하여, 내측이 빨리 건조하도록 뚜껑을 열어두는 편이 좋다.

전용 용기의 크기도, 2리터, 4리터, 8리터, 16리터 등 슈퍼에 의해 여러 가지 용량의 것이 사용되고 있지만, 위생 면에서 생각하면, 2리터 혹은 4리터 정도의 작은 것이 좋다. 2리터 용기라면 바로 사용할 수 있으며, 냉장고에 넣어 보존할 수 있다. 또 사용이 끝난 용기의 세정도 비교적 간단하다.

사용 기간에 관해서도, 3일간에서 1주간 정도까지 상점에 따라 가지각색이지만, 그대로 마신다면 3일 이내로 사용하는 것이 좋다. 이 이상 경과하는 것은, 요리 혹은 녹차 등 가열하는 용도에 사용해야 할 것이다. 이러한 의미에서 급수한 날을 용기에 부착해 두면 좋다. 안전한 물을 저렴하게 얻을 수 있는 자판기의 이점을 살리기 위해서는, 우선 제일로 이용자의 사용 방법이나 위생 관리가 빠질 수 없다.

4. 「맛있는 물의 택배」 서비스는 어떤 시스템인가?

무거운 물을 운반하지 않고 해결하는 것이 인기의 이유

슈퍼의 미네랄워터 매장에서는, 2리터 병 6본 들이 케이스를 사가지고 가는 사람이 많다. 저렴하지만 무게는 12kg을 넘어, 차로 운반하지 않으면 무리다. 또 자판기의 물도 5kg 정도의 무게가 되며, 차를 가지고 있지 않는 사람이나 고령자는 좀처럼 이용할 수 없다.

여기서 안전하며 맛있는 물의 택배편이 인기이며, 이용자도 급속하게 증가하고 있다. 그 중에서도 「맛있다.」「안전」「편리」라고 하는 캐치프레이즈로서, 계약한 가정이나 오피스에서 워터 서버를 렌탈하여, 반환할 수 있는 병들이 물을 배달하는 시스템으로부터, 동경에 본사가 있는 東証 일부 상장기업, 주식회사 낙크의 「크리스탈 클라라」가 대리점 방식으로 운영하고 있다. 병은 12리터 들이이며, 내용은 역삼투막장치(RO)로 여과한 물을 사용하여, 더욱 맛있게 마실 수 있도록, 칼슘이나 마그네슘 등의 미네랄 성분을 첨가하고 있다. 경도 약 29.7의 국산 미네랄워터 수준의 연수로 마무리하고 있다.

병 1본 배달료 포함 1,260엔(서버 렌탈료는 무료), 페트병에 비해 가격도 합리적이다. 무엇보다도 운반하는 수고가 필요 없기 때문에, 수년 동안 이용자가 획기적으로 증가하여 현재, 13만 건을 넘는 계약을 했다고 한다. 배달된 병을 거꾸로 하여 워터 서브의 상부에 세트하고, 중앙의 급수전을 누르면, 항상 차가운 음료수 혹은 따뜻한 물이 나온다(사진).

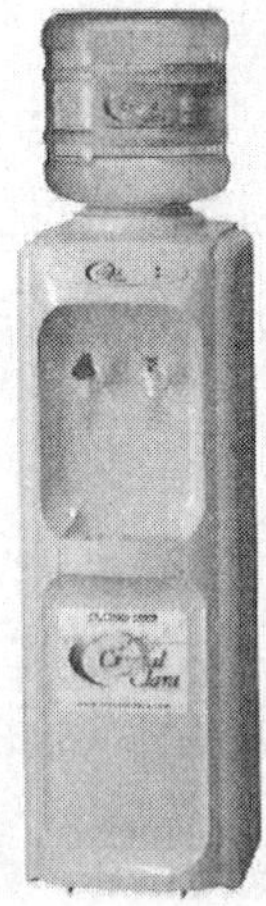

워터서브로 항상 차가운 물을 마실 수 있다(낙크 제공)

워터 서브는 정기적으로 유지 관리를 행하기 때문에, 세균이 번식할 염려도 적다. 서브의 설치 부착, 병의 배달은 모두 전용차로부터 무료로 행해지고 있으며, 오피스나 점포, 일반 가정 등에 배달되고 있다.

현재, 미네랄워터의 시장 규모는 2,500억 엔이라고 하고 있다. 그 중에서 「크리스탈 클라라」를 비롯하여 택배 병 생수 사업은 특히 주목받고 있으며, 국내 시장에서의 매상은 이미 250억 엔(약 40만건)에 달하고 있다고 한다. 각 기업이나 가정에 1대라고 하는 시대가 이제 가까이 오고 있다고 말하고 있는 듯하다.

ஃ 인공적으로 만들어진 이상적인 미네랄워터의 등장

현재 맛있는 물 상품이라고 하면, 페트병 들이의 미네랄워터가 중심이며, 천연수의 이미지만이 선행하고 있다. 그 중에는 미네랄성분도 적고 토양오염의 가능성이 있는 지역에서 채수된 안전이라고 할 수 없는 것도 돌아다니고 있으므로 안전성이 염려되고 있다.

이런 의미에서 RO장치로부터 순수로 만들고 나서, 일정량의 미네랄 성분(필수 미네랄)을 균형 있게 배합 첨가하여 안정 제조된, 이름을 앞세워 성분이 분명한 가공 미네랄워터 쪽이, 안전하며 맛있는 물이라고 말할 수 있는 것이 아닐까?

예를 들면, 먼저 소개한 주식회사 낙크의 「크리스탈 클라라」는 맛있을 뿐만 아니라, 법에 정해진 검사 항목에 더해, 독자의 품질 기준을 설치하고 있으며, 엄한 관리 하에서 제조되고 있다.

또, 병의 회수 시스템과 폐기 단계에서의 철저한 리사이클화도 실현되고 있기 때문에, 환경면에 있어서도 사용자에게 평가되어, 앞으로 미네랄워터 시장의 주류가 될 것으로 생각된다.

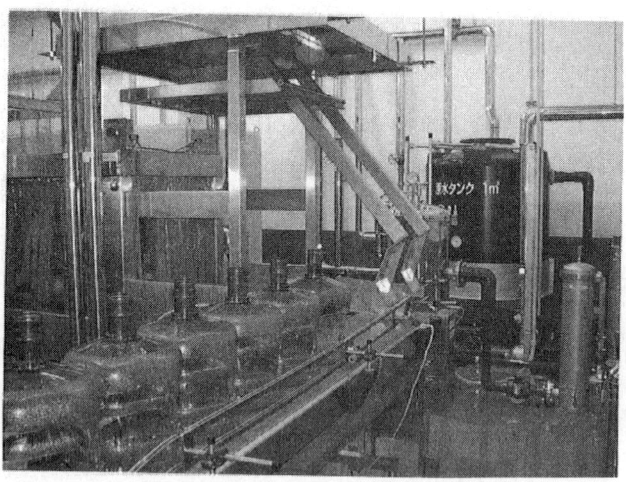

회수한 병의 물생산 라인(낙크 제공)

2006년 4월에는, 워터서브와 회수 병생수의 배달 시스템을 전개하는 기업이 모여, 「환경과 건강에 배려한, 생활 중에서 안전한 물을 제공하고 싶다.」를 컨셉으로, 후생노동성의 지도하에, 일본 보틀워터 협회(JBWA)를 설립하여, 유럽 수준의 보급률을 목표로 하고 있다.

7장

수돗물을 다시 보자

1. 「맛있는 물 상품」 과신, 과잉 의존은 금물

천연수라고 하면 안전하고, 맛있는 것일까?

2003년 4월 20일자 「매일신문」에 요코하마시 위생연구소가 국내에서 판매되고 있는 미네랄워터 30개 품목의 수질검사를 행한 바 있다. 이에 따르면 19개 품목으로부터 포름알데히드 등의 화학물질이 검출되어, 그 중에는 요코하마시 수도수의 80배를 넘는 상품이 있었다, 라고 하는 기사가 크게 보도되었다. 이것을 보고 쇼크를 받은 독자들로부터 「왜 메이커의 이름을 공표하지 않는가, 그것을 내놓지 않는다면 이런 기사를 싣는 의미가 없다.」라고 하는, 의견이나 불만이 다수 쇄도했다고 한다.

이에 대해 신문사에서는, 외부의 유식자로부터 구성된 편집위원에게 시비를 질문하여, 그 의견이 게재되어 있었다. 의견을 맡은 5인의 위원 중 4인까지가, 소비자의 입장에서 쓴다면 당연 공표해야 한다고 하는 주장이었다.

확실하게 소비자에 있어서는, 몸에 좋고 안전하며, 맛있는 물이라고 생각하여 마시고 있는 미네랄워터 중에, 위험한 것이 포함되어 있다고 말한다면, 당연 그 이름을 알고 싶다고 생각한다. 단지 불시적으로 30개 품목만을 검사하여, 약 65%에 해당하는 19개 품목에 문제가 있다고 해도, 메이커 측에서 보면, 가끔 조사대상이 되는 것이 불운이며, 그 밖에도 문제의 상품이 있기 때문에, 공표한다면 모든 상품에 관해서 검사한 후, 공표하기를 원한다, 라고 하는 불만이 당연히 나올 것이다.

공정, 공평을 예정한다면, 시판되고 있는 전부를 검사할 필요가 있다고 생각하지만, 400개 품목이나 있다고 하는 미네랄워터 전부라고 하는 것은 아무리해도 무리이다. 문제의 상품은 우연인가, 빙산의 일각인가, 이것을 판단하기 위한 데이터가 없기 때문에, 단정할 수도 없다.

그러나 지금까지 발표되고 있는 동경도나 각 지역의 소비생활센터 등의 조사를 보아도, 화학물질, 쓰레기, 곰팡이, 잡균 등이 검출되었다고 보고 되고 있는 예는 많으며, 빙산의 일각처럼 생각되어진다.

천연수는 모두 「몸에 좋다.」 「깨끗하며 안전」 「맛있다.」라고 하는 이미지는, 근거 없이 굳게 믿어 버리며, 그 중에는 문제 있는 상품이 상당히 유통되고 있다고 생각한 편이 좋다. 소비자로서는, 미네랄워터는 개성이 있는 맛이나 성분을 가진 물이지만, 안전성의 면에서는 리스크가 있는 것을 충분히 인식한 후에, 마실까 어떨까 판단하는 편이 좋을 것이다.

만만한 미네랄워터의 수질기준도 문제

미네랄워터는 「식품위생법」에서는 청량 음료수로 분류되어, 그 제조 기준이 「원수는 수도법 제3조 제2항에 정한 수돗물의 기준에 적합한 물이 아니고서는 안 된다.」라고 규정되어 있다. 이것은 수질 기준에 표시되어 있는 건강과 이용상의 장해에 관련한 50개 항목에 적합하지 않으면 안 되는 것이지만, 「식품위생법」의 규격 기준에서는 불과 18개 항목 밖에 들어있지 않고 있다. 물론 수도법의 기준을 모두 적용하는 것은 어려우며, 또 그 필요도 없을지도 모른지만, 지금 지하수 오염으로 문제가 되고 있는 유기화학물질이나 농약이 포함되어 있지 않는 것은 신경이 쓰인다.

이에 대해 EU의 경우는, 상당히 엄한 기준이 설정되어, 제조 판매에 관한 조건이 구체적으로 표시되어 있다. 예를 들면, 동일 수원의 물을 복수의 상업적 호칭으로 판매할 수 없다. 원천지의 정확한 표시와 지층의 구성, 오염에 대해 원천을 보호·보전하고 있다는 증명의 의무를 지켜야 한다. 이 상품을 설명할 경우, 이 물이 가지고 있지 않는(증명되고 있지 않음) 성질을 시사하거나, 사람의 병에 관해서 예방, 치료의 효능을 구가하는 것을 금지하는 등 일본의 기준에 없는 것도 많이 포함되어 있다. 일본의 경우 미네랄워터는 기호품이지만, 유럽에서는 수돗물 대신에 마시는 물이기 때문에, 당연히 엄한 기준이 적용되고 있다. 그러나 지금은 일본에서도 수도수의 대체품으로서 마시는 사람이 많고, EU 수준의 엄한 수질기준이나 제조, 판매에 관해서 가이드라인 등, 현상에 입각한 대응이 필요하지 않을까?

♣ 과학적인 근거가 부족한 상품은, 그 효과도 부족하다.

「물의 클러스터가 작게 되어, 몸에 흡수되기 쉬운 물을 만든다.」라고 하는, 대충 과학적 근거에 입각한 듯이 생각되는 카피가, 활수기의 광고에는 흔히 사용되고 있다. 소비자의 건강 지향을 배경으로 판매 실적도 신장하고 있는 듯하지만, 그 근거에 관해서의 검증은 그다지 행해지지 않고 있다.

동경도 생활문화국에서는, 활수기에 관해서 「경품표시법」의 관점에서 조사를 실시하여, 표시에 관한 과학적인 검증을 행하여 결과를 2005년 2월, 보도기관 등에 발표했다.

조사대상이 된 활수기는 5건으로, 구가하고 있는 효과・성능 표시의 객관적인 근거에 관해서 보고를 각 메이커에 요구하여, 그 회답을 전문가의 조언을 얻으면서 과학적인 시점에서 검증을 행한 것이다.

검증 결과를 동경도 생활문화국에서는 다음과 같은 종합적인 평가를 발표했다.

① 현 시점에서 행해지고 있는 시험 결과에서는, 「물의 클러스터가 작게 된다.」로 결론지을 수 없다. 이런 중에 단정적으로 표시하는 것은, 객관적인 사실에 근거한 것이라고는 인정할 수 없다.

② 「활수기」의 여러 가지 효과・성능에 관계되는 표시에 관해서는, 클러스터가 작게 되는 것의 관련성이 불명확하며, 표

시의 근거로서 제출된 자료는 객관적인 사실에 근거한 것이라고는 인정할 수 없다.

이상과 같은 검증 결과로부터 소비자에 대한 충고로서「소비자는 대충, 과학적인 근거에 기초를 둔 것처럼 보이는 효과·성능을 구가한 표시일지라도, 이것을 그대로 받아들이지 말고, 다각적으로 정보를 수집하거나, 전문기관에 상담하는 등으로, 상품·서비스를 합리적으로 선택할 필요가 있다.」라고 코멘트하고 있다.

「물을 활성화하여, 몸에 좋은 물을 만든다.」라고 하는 활수기의 선전 문구에는, 과학적인 근거나 뒷받침이 없는 듯하다. 활수기 뿐만 아니라, 整水器, 정수기, 미네랄워터 등도 건강에 관한 효과·효능을 구가하고 있는 것이 많지만, 이들의 물과 건강과의 인과 관계에 관해서는, 대부분 파악되지 않고 있다.

메이커가 발신하는 일방적인 정보만으로 판단하는 것은 피하고, 너무 과대한 기대는 갖지 않는 편이 좋을 듯하다.

2. 물로 병을 치료할 수 있을까? 물은 약이 아니다.

「체험자의 소리」에 유혹되지 않을 것

과학적인 근거나 뒷받침이 부족하게 되면, 실제로 마셔봐서 병이 치료되었다고 하는, 체험자의 소리를 소개하여 납득시킨다고 하는 수법이 흔히 사용되고 있다. 이러한 소리를 모아서 1권의 책으로 정리한 것이 「바이블 책」으로 불리며, 건강식품 등에 많지만, 최근은 물에 관한 것도 증가해 왔다.

책의 목차를 보면, 「1일 컵 2잔의 물로서 심장병을 예방한다.」「남은 생명 3개월의 암이, 마셔서 기적적으로 회복」「C형 간염이 1일 4리터 물로 호전된다.」 등 병에 고민하는 사람에게는 간과할 수 없는 제목뿐이다.

「이론이 이렇다 저렇다 해도, 이 사실은 누구나 부정할 수 없을 것이다.」라고 하는 의도로 편집되어 있지만, 이 물이 효력이 있었다고 하는 뒷받침이 나타나 있지 않기 때문에, 객관성이 부족하다.

바이블 책에 관해서는 「약사법」 위반의 혐의가 있기 때문에, 후생노동성 등에서는 규제의 움직임도 있었다. 하지만 암에 걸려 있는 사람은 항암제나 한방약, 건강식품 등을 대개 사용하고 있기 때문에, 이들 어느 것이 효력이 있었는가, 혹은 상승효과에 의한 것인가 검증한 후가 아니면, 효력이 있다, 다 나았다 라고는 단정할 수 없을 것이다. 이 물이 암이나 심장병, 간염 등에 효력이 있다는 것을 증명하기 위해서는, 배양 세포나 쥐에 의한 실험뿐만 아니라, 실제 사람을 대상으로 한 임상실험의 결과나 데이터를 분석하여, 분명하게 효과가 있다고 인정되었다고 하는 뒷받침이 없으면 안 된다.

그렇지만 쓰여져 있는 것은, 체험자의 목소리뿐이다. 「기적의 물」이라고 불리는 물에 관해서는, 임상실험은 행해지지 않고, 논문이나 학회발표도 극히 적다. 알칼리 이온수에 관해서는 학회발표는 있지만, 제산효과에 관해서의 실험이 행해진 정도이며, 임상실험에 의한 보고는 거의 없다. 역시 현시점에서는 효력이 있는가 없는가, 분명히 말할만한 뒷받침이 없는 것이 실태라고 할 수 있다.

암으로 생명이 몇 개월이라고 한 사람은, 예로서 1%의 가능성에도 걸어 보고 싶다고 생각할 것이며, 그 기대는 충분히 이해할 수 있다. 그러나 특히 건강에 문제가 없는 사람이, 1%의 확률에 거는 이유를 완전히 찾을 수 없다. 과대한 효과를 선전하는 광고나 판매원의 세일즈 토크에 현혹되어, 기적의 물 등이라고 해서 파는 상품에는 안이하게 덤벼들지 않는 것이 좋다.

몸에 좋은 물보다, 몸에 좋도록 마시는 방법에 마음을 쓴다.

원래 물은 사람 체내를 구석구석까지 순환하며, 체액을 조정해서 세포의 활동을 도와, 산소나 영양을 세포로 운반하여, 노폐물을 배출하거나, 체온을 조정하는 등의 역할이 중요하며, 결코 약으로서 마시는 것은 아니다. 그렇지만 최근은 몸에 좋은 물을 구하는 것에는 열심이지만, 몸에 좋도록 마시는 방법에 마음을 쓰는 사람은 적다.

성인의 경우, 하루 체내에서 사용되는 물의 양은 8리터이지만, 심장 등에서 여과되어 재이용되고 있기 때문에, 보급하는 물은 2.5~3리터 정도이다.

뇨, 땀, 호흡 등으로 잃어버리는 양이 2.5리터이지만, 최저라도 이 정도는 음료수나 음식물로서 섭취하지 않으면 안 된다.

그러나 매일 생활 속에서, 얼마만큼 물을 섭취하고 있을까 생각해 보면, 몸이 물 부족 상태의 사람이 의외로 많다. 예를 들면 샐러리맨의 경우, 아침도 먹지 않고 출근하는 사람이 많지만, 잠깨면 한 컵이라고 하듯이 눈을 뜨면 찬 물을 마시고, 아침도 천천히 먹어서 음식으로부터 수분 보급도 소중하다.

만원의 통근 전차에서, 땀을 흘려 수분은 점점 없어지지만, 오피스에 도착해서 마시는 것은, 한 컵의 녹차나 커피 정도이다. 일을 마치면 술 주점 등에 들러, 건조한 목을 맥주로 축인다. 맥주도 대부분 물이라고 해도, 알콜은 이뇨를 촉진하기 때문에, 섭취한 이상의 수분으로 배출되어 버린다. 퇴근은 또 만원 전차에 시달려 땀을 흘리며, 몸으로부터 수분을 잃어버린다.

귀가해서 땀을 씻기 위해 목욕탕에 들어가면, 또 수분은 빠져

나가며 목욕 후 또다시 맥주는 몸으로부터 수분을 짜내고 있는 듯한 것이기 때문에, 혈액이 걸쭉하게 되어도 이상하지 않을 것이다.

전문가는 아침 눈 뜰 때부터 밤 잘 때까지, 가끔 바지런히, 타이밍 좋게 물을 마시도록 권하고 있다. 걸쭉하게 된 혈액이, 뇌경색이나 뇌혈전의 원인이 된다고 하고 있지만, 수분의 부족은 고혈압, 동맥경화, 고뇨산혈증, 당뇨병 등의 생활 습관병이나 위장병, 요로결석, 변비, 비만 등의 계기가 되기 때문에, 몸을 위해서라도 갈수 상태의 현대인은, 우선 라이프스타일을 고치는 것이 필요할 것이다.

가수인 야마모토죠지(山本讓二)씨가, 「나의 건강법」에 관해서 실행하고 있는 것이 「일본 경제신문」에 게재되었다. 여기에 따르면, 「TV에서 大分의 천연수 특집을 보고, 물 등에 신경을 써본적도 없지만, 조금이라도 몸에 좋다면, 1개월에 60리터씩 구입하여, 일하는 곳에는 물통에 담아서 지참하고, 가정에서도 된장국도 밥도 이 물로 요리하고 있다. 정직하여 효과의 정도는 분명하지 않지만, 건강에 대한 의식이 높아졌다는 것은 분명하다.」고 말하고 있지만, 마시는 물과 건강의 관계에 관해서는, 이처럼 취하는 방법이 올바른 것은 아닌 가라고 생각한다.

무엇인가 특별한 성분을 함유하고 있거나, 특수한 성질을 가지고 있기 때문에 몸에 좋다고 하는 물보다, 자신에게 맞는 맛있다고 생각하는 물을, 매일 풍부하게 마시는 쪽이, 건강에 있어서 플러스가 되며, 몸에 좋은 효과를 확실하게 기대할 수 있는 것은 아닐까?

3. 매일 마시는 것이기 때문에 Cost · Performance 평가도 필요

미네랄워터의 가격, 수도수의 700~1000배

매일 생활에 빠질 수 없는 음료수는, 위생적으로 안전 할뿐만 아니라, 저렴하게 마시는 것이 최저한의 필요이다. 슈퍼 등에서 구입하는 2리터들이 병 생수의 가격은 200엔 정도이지만, 수돗물 2리터가 얼마가 되는가, 알고 마시는 사람은 적을 것이다.

수도 요금은 운영하는 지방자치단체의 규모나 사용량, 계약조건 등으로부터 상당한 차이가 있지만, 동경도나 오사카시처럼 대도시에서는, 급수관의 구경 13mm 표준 가정에서, 10m^3 당 1,000엔 정도, 전국 평균으로 약 1500엔이 수도 요금으로서 징수되고 있다.

따라서 1 m^3 당 100엔 혹은 150엔 정도이다. 1 m^{3}은 1,000리터이기 때문에, 2리터로 고치면 0.2엔 혹은 0.3엔이 된다.

수돗물을 기준으로 하면 미네랄워터의 가격은, 그 700~1,000

배나 비싼 것이다. 물론 무엇이든 저렴하면 좋다고 하는 것은 아니지만, 가격차 상응의 가치가 없다면, 수도수를 그만두고 미네랄워터를 선택할 이유가 없다. 그렇지만 성분이나 맛에 개성이 있는 수입품과 다르며, 국산의 미네랄워터는 미네랄분이 적은 성분도 수도수와 거의 같으며, 다른 것은 천연수라고 하는 것이지만, 가열살균 혹은 세라믹 필터에 의한 처리가 실시되어, 자연 그대로의 물이라고는 말할 수 없다.

수돗물과 수질적으로는 큰 차가 없는 미네랄워터가, 700배 혹은 1000배 비싸게 팔리고 있는 것에, 소박한 의문을 느끼지 않을 이유는 없다.

단지 페트병 1본 200엔 정도는, 함께 진열되어 있는 청량 음료와 비교하면 저렴하며, 메이커로서는 용기대나 물류 코스트를 포함하면 빠듯한 가격 설정이라고 한다. 여기서 소비자로서는, 지불한 가격 상응의 장점이 얻어지고 있는가 어떤가, Cost · Performance (비용 대 효과) 평가를, 음료수의 선택에도 받아들일 필요가 있는 것은 아닐까?

정수기, 整水器의 물은 1리터 얼마인가?

정수기의 물은 몇 리터 얼마에 사는 것은 아니기 때문에, 그 가격을 알아서 사용하고 있는 사람은 적을 것이다. 정수기의 상표로부터 가격이나 카트리지의 정수 능력도 차이가 있기 때문에, 미네랄워터처럼 1리터 얼마인가 명쾌하게 답을 내기가 어렵지만,

카트리지 가격을 총 여과 수량으로 나눈 숫자가 하나의 기준이 된다. 구체적인 비용은 상표에 의해 다소 차가 있지만, 예를 들면 본체 가격이 일만엔 이하의 수도꼭지 직결형 정수기라고 하면, 카트리지는 5,000엔이며, 총 여과수량 600리터 정도이다. 이 경우, 1리터당의 비용은 약 8엔이 된다.

한편, 본체 가격이 5만 엔 전후의 설치형 정수기라면, 카트리지도 15,000엔 전후로 비싸지만, 총 여과 수량도 8,000리터 정도로 큰 폭으로 증가하기 때문에, 1리터당 약 2엔으로, 상당히 저렴하게 된다.

여기에 본체가격을 내용년수로 나눈 숫자를 더할 필요가 있지만, 5만엔 정도의 정수기를 5년간 사용한다고 할 경우, 1일당의 상각비가 30엔 정도이기 때문에, 1일 10리터 사용하면, 1리터당 3엔이 된다. 따라서 본체와 카트리지를 합산하면, 설치형 정수기의 물은 1리터당 약 5엔이라는 계산이 된다. 이 숫자는 절대적인 것은 아니지만, 설치형 정수기의 가격은, 미네랄워터의 약 25분의 1정도로 생각해도 좋다.

개성 있는 맛이나, 특별한 성분을 찾아 마신다고 하는 것이 아니면, 미네랄워터를 사는 것보다, 정수기를 사는 편이 훨씬 경제적일 것이다. 한편 알칼리 이온整水器도, 정수 비용의 면에서는 본체 가격이 10만엔 정도의 정수기와 큰 차이는 없다. 단지 알칼리 이온수, 산성수를 만드는 기능이 부가되어 있기 때문에, 본체 가격이 10만엔부터 30만엔 정도로, 정수기에 비해 상당히 비싸게 되어 있다. 더욱이 전기 분해하기 때문에 전기대, 첨가하는 유산칼슘제제, pH 테스트를 위한 시험액, 세정을 위한 오브홀(overhaul)제 등 정수기에는 없는 소모품비가 필요하게 된다.

특히 알칼리 이온整水器는, 사용하는 도중 전해조나 토수 파이프 등에 칼슘분이 부착하여, 성능이 저하한다. 이 때문에 오브홀제로 세정하는 것이지만, 손질이 불충분하면 단단히 부착하여, 전문 업자에게 오브홀을 부탁하지 않으면 안 된다. 또 알칼리수를 만들면, 동시에 산성수도 생기지만, 산성수쪽은 그만큼 사용하는 길이 없기 때문에, 버리는 배수의 양도 많게 된다.

이러한 비용이 1리터당 어느 정도 상당하는가, 명확하게 산출하는 것은 좀처럼 어렵지만, 정수기에 비하면 상당히 비싼 물건인 것은 확실하다.

정수기 매장에도 알칼리 이온整水器 쪽이 인기가 있으며, 점원도「조금 비싸도, 이쪽이 유리합니다.」라고 적극적으로 추천하고 있는 듯하다. 유리한 이유는 여러 가지 기능이 붙어 있다고 하는 것이지만, 이 때문에 상당히 고 비용이 되고 있다.

알칼리 이온整水器와 정수기를 비교한 경우, 정수 효과에는 차이가 없으며, 알칼리 이온수는 위장에 좋으며, 요리에 적당하다라고 하지만, 누구나가 위산과다나 장내 이상발효 등의 증상을 안고 있는 것은 아니며, 그 효과도 충분히 확인되고 있는 것은 아니다.

또 요리에 관해서도 국물을 만들기에는 적합하지만, 적합하지 않는 요리도 있다. 코스트·퍼포먼스 견지에서 생각한 경우, 위장병이나 요리를 위한다는 목적이라면 페트병들이 알칼리 이온수를 사는 쪽이 결국 저렴하지 않을까.

또 산성수도 매일 생활에 그만큼 필요하지 않고, 아스트린젠트로서 사용한다면, 화장수를 사는 편이 좋을 것이다. 비용 대 효과의 면에서 생각하면, 알칼리 이온整水器는 결코 이득을 보는 물건이라고는 말할 수 없다고 생각한다.

4. 저렴한 수돗물을 현명하게 사용하는 것을 생각한다.

수돗물은 정말로 「위험한 물」인가?

안전한 물을 저렴하게 공급하는 것이 수도 사업의 주된 목적이며, 예전에는 누구나 음료수나 생활용수를 모두 수돗물로 조달하고 있었다.

그러나 트리할로메탄 소동 등으로 안전성에 대한 불안이 높아져, 사람들은 미네랄워터나 정수기의 물을 원하게 된 이유지만, 현재는 문제 물질의 검사 항목을 받아들인 수질 기준에 의해 엄하게 관리되고 있기 때문에, 수돗물의 리스크는 상당히 낮게 되어 있다.

「수질기준에 관한 법령」에 정해진 검사 항목은 50개 항목으로, 여기에 수질관리 항목을 가하면 77개 항목이 되지만, 수도국에 의해서는 독자검사 항목을 더하고 있는 곳도 있다. 요코하마시 수도국에서는 국가의 수질기준 항목에는 포함되어 있지 않는, 다이옥신이나 유기영양 세균을 포함한 독자 검사 항목을 더해, 전부 160개 항목의 검사를 독자적으로 실시하고 있다.

기준을 만족하는 수질을 지키기 위해서는, 수원이 되는 하천, 호소의 수질조사, 정수장에서의 처리 공정마다 각 단계에서의 수질검사, 급수처 지점의 수질검사·수원에서 수도꼭지에 달할 때까지의 검사 체제의 확립이 필요하게 되었다.

동경도나 오사카시, 요코하마시 등의 수도국에서는, 수돗물의 수질검사 체제를 정비하여, 국제적인 시험소 인정 규격인 ISO/IEC 17025의 인증을 취득하고, 더욱이 국제적인 품질 규격으로서 ISO 9001의 인증 취득도 목표로 하고 있다.

안전하며, 맛있는 물이라고 생각되고 있는 미네랄워터이지만, 그 수질 기준은 18개 항목뿐이며, 체크도 거의 메이커의 자주 관리에 맡겨져 있는 것을 생각하면, 안전 면에서는 수돗물의 쪽이 리스크가 적다고 생각해도 좋다.

♣ 수돗물은 정말로 「맛없는 물」인가?

수돗물이 안전하다해도, 맛없는 물이기 때문에 마시지 않는다고 하는 사람이 많다. 본래 수돗물은 위생적이며, 안전 제일을 목표로 삼아 왔기 때문에, 맛에 관해서는 그다지 중시되지 않았다. 그러나 맛있는 물을 원하는 소비자의 요구를 받아들여, 수도국도 맛있는 물을 공급하기 위해, 맛에 관한 수질 목표의 설정을 강요받게 되었다.

동경도 수도국도 이러한 소비자의 요구에 대응하기 위해, 「안전하며 맛있는 물 프로젝트」에 몰두하기 시작했다. 맛없는 물의 원인으로서는, 정수장에서 소독에 사용하는 염소의 냄새나, 염소와 수중에 암모니아성질소 등이 반응하여 생기는 석회냄새, 수원의 조류 등이 방출하는 물질에 의한 곰팡이 냄새, 유기물질에 의한 불쾌한 맛이 주된 것이지만, 동경도에서는 이들 물질을 대상으로 한, 「맛에 관한 수질 목표」를 설정했다. 이것은 국가가 정한 기준보다도 엄한 목표를 설정하여, 맛을 추구해 가는 계획이다.

이 때문에 정수처리 공정도 재 점검하여, 유기물질이나 곰팡이 냄새, 석회냄새의 발생 원인이 되는 암모니아성 질소 등이 제거될 수 있는 고도처리의 도입도 진행하고 있다. 이것은 종래의 처리에 생물활성탄 흡착처리나 오존처리를 가하여, 냄새의 원인이 되는 물질이나 유기 물질을 거의 완전하게 제거하는 것이다.

현재 金町, 三鄕, 朝霞의 정수장에서 도입되고 있지만, 2013년까지 물이 맛없다고 하는 利根川 수계의 전 정수장에 도입을 예정하고 있다.

동경도에서는 고도정수 처리수가 들어있는 페트병을 「동경수」로 이름 붙여 프로젝트의 PR로 나누어 주자, 「이것이라면 맛있게 마실 수 있다.」라고 호평을 들었다고 한다.

♣ 수돗물의 장점을 살펴서 잘 사용한다.

수돗물이 「위험하다, 맛없는 물」이라고 하는 이미지는, 확실한 근거가 있는 것은 아니며, 한번 맘먹은 것에 불과하다는 점도 많은 것 같다.

미네랄워터와 비교한 경우, 수돗물의 장점으로서는, 1000분의 1정도나 저렴한 비용과 높은 안전성을 들 수 있다. 전체로 보면 맛이나 맛좋은 점에서는 떨어지지만, 이것도 개선되고 있는 방향에 놓여있다.

매일 상당한 양을 소비하는 음료수로서는, 저렴하고 안전한 수돗물을 중심으로 생각하며, 석회 냄새나 곰팡이 냄새가 신경이 쓰이게 되는 지역이나, 수도관이 오래되어 녹물 등이 섞이는 가정 등에서는 정수기나 미네랄워터의 이용도 필요할 것이다.

한번 마음먹는 것만으로 수돗물을 배제하는 것은 삼가하고, 그 장점을 살려서 현명하게 사용할 것과, 예전처럼 수돗물 중심의 라이프스타일을 재구축하는 것을 최후로 제언하고 싶다.

마지막으로

2004년 여름, 수도관계의 국제회의가 개최되었기 때문에, 북아프리카의 모로코를 방문했다. 년 간 강수량이 600~800mm 정도이며, 아프리카에서는 물로 은혜를 입고 있는 편이지만, 음료수는 주로 미네랄워터이며, 우리도 호텔에 생수를 사가지고 갔다. 일본에서는 볼 수 없는 상표뿐이지만, 경도가 300정도의 경수가 많지만, 그 중에서는 65라고 하는 일본 수준의 연수도 있었다. 국제회의나 기술조사를 위해 유럽이나 미국, 동남아시아 등 해외에 갈 기회가 많지만, 어느 나라에서도 수돗물을 그대로 마실 수 없으며, 또 마시는 사람도 없다.

세계 각국의 수도에 관해서 조사한 사람의 이야기에는, 수도수를 그대로 마실 수 있는 것은, 세계 중에서 10개국 정도 밖에 없는 듯하다.

단지, 마실 수 있다고 해도, 그 기준은 수질 관리가 용의주도하게 이루어지고 있고 위생적으로 문제가 없지만, 맛있다, 맛없다는 다른 것 같다.

일본의 수도는 위생관리가 용의주도하게 이루어지고 있을 뿐만 아니라, 원수가 연수이기 때문에, 마시기 쉽고 맛있다고, 세계에서 높은 평가를 얻고 있다. 그렇지만 수원이 오염되었기 때문에, 석회 냄새, 곰팡이 냄새 등이 강하며, 여기에 트리할로메탄이나 화학물질, 농약 등의 발암물질의 문제가 더해져, 완전히 수돗물과의 결별로 진행되는 것은 유감스럽게 느껴진다.

프랑스에 가면 모로코와 달리, 일본에서도 흔히 보는 미네랄워터가 많다. 그도 그럴 것이, 일본이 수입하고 있는 미네랄워터의 제1위는 프랑스산이다. 병의 디자인이나 명명도 모양을 내고, 패션과 같아서 여성이 먼저 달려드는 것 같다. 그러나 프랑스 사람은, 수도수가 음료수에는 부적합하기 때문에, 어쩔 수 없이 미네랄워터를 마시고 있는 것이다.

일본에서는 수도의 물로서 충분한데, 왜 프랑스로부터 일부러 병들이 물을 수입하여 마시지 않으면 안 되는 것인가 의문을 느낀다. 맛있는 물의 붐으로, 미네랄워터, 정수기, 整水器등의 「맛있는 물 상품」이 증가하고 있지만, 이들 상품은 수돗물이 맛없다, 몸에 좋지 않다고 하는 이유로 매상을 늘려, 수돗물과의 결별을 가속화시켰다.

1세기 이상에 걸쳐, 안전한 물을 저렴하게 공급하는 것만을 좌우명으로 해온 수도 사업은, 현재 맛있는 물 공급이라는 새로운 과제에 직면하고 있다. 이미 동경도나 오사카시의 수도국에서는 「맛있는 물 프로젝트」를 시작하여, 고도정수처리 방식의 도입이나 수원지의 환경 보전 등에 몰두하고 있다.

수돗물을 둘러싼 여러 가지 문제를 생각하면, 그 근본 원인으로서 수원이 되는 하천, 호소, 지하수 등의 오염에 도달하게 된다. 그 오염원으로서 예전에는 공장 배수가 원흉이 되었지만, 현재는 생활 배수에 의한 부하가 크다. 유역의 택지화, 도시화가 진행하여, 생활에 따라 배출되는 하수량이 증가했기 때문에 하천이 오염된 결과가 되었다.

물이 맛없게 된 원인을 찾으면, 이용자 자신에게 도달하게 된다. 따라서 맛있는 물을 마시고 싶다고 생각하면, 고도정수처리뿐만 아니라, 하수도의 정비, 하수의 고도처리, 수원지의 환경보전 등을 생각하지 않으면 안 된다.

소비자로서는, 맛없는 수돗물보다도, 맛있는 미네랄워터를 선택한다고 하겠지만, 세계에서도 그 수가 적은 마실 수 있는 일본의 수도를 지켜, 후세대에 인계하는 것이 우리들의 책무라고 할 수 있다. 물을 깨끗하게 하는 일에 오랜 세월 몰두해온 저자로서는, 수돗물이 하루라도 빨리 복권이 되기를 원하고 싶다.

또한 본서의 발행에 관해서는 기보당 출판 편집부의 森 晴人씨에게, 편집이나 진행 등으로 대단히 신세를 졌으며, 이에 감사의 뜻을 표하고 싶다.

2005년 5월

岡崎 稔

참고문헌

荒田洋治, 水を知ろう, 岩波書店, 2001.

谷腰欣司, トコトンやさしいの本, 日刊工業新聞社, 2001.

おいしい水を考える會, 水道水とにおいのはなし, 技報堂出版, 2001.

小島貞男, 水道水, 安心しておいしく飲む最新常識, 宙出版, 1977.

日高良實 監, ミネラルウォーター・パーフェクトガイド, 東京書籍, 2002.

早川光, ミネラルウォーター・ガイド ブック, 新潮社, 2002.

白田實隆, 河村宗典,『人間の体に「本当に良い水」はこれだ!! 電解還元水革命 電解還元水のすべて』, フォーシーズンズプレス, 2003.

横浜市水道局水質課, 横浜水道水質白書, 2003年 版.

▌역자 약력▐

조봉연

1986. 2 동아대학교 대학원 졸업 공학석사

1991. 3 일본 동경대학교 졸업 공학박사

현재 동국대학교 사회환경시스템 공학과 교수

과학으로 다시 보는 물의 이야기

2008년 10월 10일 초판 인쇄
2008년 10월 17일 초판 발행

저 자 / Okazaki Minoru 외
역 자 / 조 봉 연
발행자 / 신 소 연
발행처 / 良 書 閣
주 소 / 서울특별시 도봉구 쌍문2동 716-27
등 록 / 제3-412호
전 화 / 02-991-6234~5
F A X / 02-994-4360
E-mail / ysgbook@hanmail.net

인지

ISBN 978-89-5568-275-5 93530

정가 18,000 원